Ilham Bensahi
Salim Arous

Insuffisance aortique chronique : de l'évaluation à la prise en charge

Ilham Bensahi
Salim Arous

Insuffisance aortique chronique : de l'évaluation à la prise en charge

Éditions universitaires européennes

Impressum / Mentions légales

Bibliografische Information der Deutschen Nationalbibliothek: Die Deutsche Nationalbibliothek verzeichnet diese Publikation in der Deutschen Nationalbibliografie; detaillierte bibliografische Daten sind im Internet über http://dnb.d-nb.de abrufbar.

Information bibliographique publiée par la Deutsche Nationalbibliothek: La Deutsche Nationalbibliothek inscrit cette publication à la Deutsche Nationalbibliografie; des données bibliographiques détaillées sont disponibles sur internet à l'adresse http://dnb.d-nb.de.

Coverbild / Photo de couverture: www.ingimage.com

Verlag / Editeur:
Éditions universitaires européennes
ist ein Imprint der / est une marque déposée de
OmniScriptum GmbH & Co. KG
Heinrich-Böcking-Str. 6-8, 66121 Saarbrücken, Deutschland / Allemagne
Email: info@editions-ue.com

Herstellung: siehe letzte Seite /
Impression: voir la dernière page
ISBN: 978-3-8416-7321-3

L'insuffisance Aortique chronique : de l'évaluation à la prise en charge

Sommaire

I.   Introduction :

L'insuffisance aortique est une cardiopathie valvulaire particulièrement polymorphe en raison de ses nombreuses étiologies et de sa présentation clinique variable qui peut être aiguë ou chronique.

Dans les pays occidentaux, les causes les plus fréquentes sont les dystrophies et la bicuspidie qui ont la particularité de pouvoir être associées à des anévrismes de l'aorte ascendante (1).

La connaissance de ces étiologies revêt une importance particulière en raison des implications concernant les modalités d'investigation et de traitement.

L'évaluation d'un patient présentant une insuffisance aortique repose essentiellement sur la clinique et l'échocardiographie-doppler qui permet de quantifier la sévérité de la régurgitation aortique, son retentissement ventriculaire gauche et l'atteinte éventuelle de l'aorte thoracique.

Les indications chirurgicales sont codifiées dans les recommandations et découlent de l'analyse soigneuse des données cliniques, de la sévérité de l'insuffisance aortique, des diamètres et volumes télésystoliques et télédiastoliques du ventricule gauche et du diamètre de l'aorte ascendante.

Le pronostic est lié à la dysfonction ventriculaire gauche, au risque d'endocardite infectieuse et à l'existence d'une pathologie pariétale aortique associée avec risque de dissection et de rupture aortique.

Définition : L'insuffisance aortique (IA) se définit comme un défaut d'étanchéité des sigmoïdes aortiques entraînant un reflux de sang de l'aorte vers le ventricule gauche (VG) au cours de la diastole.

II.   Rappel anatomique et mécanismes :

Rappels anatomique et physiologique :

Anatomie

Les techniques de réparation valvulaire aortique exigent une bonne connaissance de l'anatomie fonctionnelle de la racine aortique et des mécanismes menant à l'apparition d'une IA. Le fonctionnement normal de la valve aortique repose sur l'intégrité de son «appareil supra-valvulaire» : *la racine aortique*.

La valve aortique est composée de 3 valvules dites sigmoïdes de taille normalement égale ou très proche. Elles assurent l'étanchéité de l'orifice aortique pendant la diastole ventriculaire.

Ces valves sont de minces replis membraneux, limitant avec la partie correspondante de la paroi aortique, des poches en nid de pigeon appelées sinus de Valsalva. Leur concavité est tournée vers l'aorte.

Il y a deux valvules antérieures, une droite et une gauche, et une valvule postérieure. Le bord pariétal de chaque valvule est inséré sur l'anneau fibreux aortique et décrit une légère concavité. La partie postérieure de la valvule antéro-gauche a une insertion commune avec la grande valve mitrale «continuité mitro-aortique».

Un petit nodule fibreux (nodule d'Arantius) renfle la partie moyenne de chaque bord libre valvulaire et assure ainsi l'étanchéité du centre de l'orifice valvulaire.

Contrairement à la valve mitrale, la valve aortique est dépourvue de cordage tendineux (2).

Au dessus des deux valves antérieures s'ouvrent les orifices des artères coronaires droite et gauche.

La valve aortique est en rapport avec le nœud atrio-ventriculaire, sa face gauche répond à une petite dépression de la face septale du ventricule gauche située au sommet de la chambre de chasse ventriculaire gauche (CCVG) ou canal aortique et comprise entre les valvules semi-lunaires aortiques coronaire droite d'une part et postérieure d'autre part ; il repose sur l'anneau atrio-ventriculaire gauche près de la commissure postérieure. Il peut être lésé lors de la chirurgie valvulaire aortique ou atrio-ventriculaire lorsque la zone correspondante du nœud est incluse dans les sutures de prothèses (3).

Il existe des relations géométriques entre les différentes parties de la racine aortique : par exemple, le diamètre de la jonction sinotubulaire est 10 à 15 % plus petit que le diamètre de « l'anneau », la longueur d'insertion des feuillets correspond à 1,5 fois le rayon du feuillet. Le maintien de cette anatomie est évidemment crucial lors d'une chirurgie réparatrice pour assurer un bon fonctionnement de la valve aortique (4).

Physiologie

En tant qu'unité fonctionnelle, la racine aortique comprend d'une part les sigmoïdes aortiques et d'autre part les jonctions aorto-ventriculaire et sino-tubulaire qui forment ensembles l'anneau aortique fonctionnel (AAF).

L'intégrité anatomique de ces deux composants (sigmoïdes et AAF) et leur interaction constituent la base d'une fonction valvulaire satisfaisante.

Il existe ainsi 2 mécanismes principaux qui peuvent conduire à une fuite aortique : la dilatation de l'AAF (anévrysme de l'aorte ascendante sus-coronaire ou de la racine aortique) et l'atteinte des feuillets valvulaires (prolapsus, perforation ou rétraction de ces feuillets).

Ces deux mécanismes sont souvent associés et l'un des principes fondamentaux de la chirurgie valvulaire aortique conservatrice est la réparation simultanée des lésions des feuillets valvulaires et de l'AAF.

Mécanismes des IA :

Le fonctionnement de la valve aortique est souvent présenté comme entièrement passif : lorsque la pression développée par le ventricule gauche est supérieure à la pression dans l'aorte ascendante, la valve s'ouvre, et elle se referme quand la pression ventriculaire décroît.

Des études plus récentes ont démontré que la situation est en réalité plus complexe et que la racine aortique joue un véritable rôle hémodynamique (5).

Dans ce mécanisme, les sinus aortiques jouent un rôle important.

Tout d'abord, ils constituent un espace libre empêchant l'occlusion des artères coronaires lors de l'ouverture de la valve aortique, ensuite ils permettent la formation de petits vortex sanguins qui vont contribuer à la fermeture de la valve aortique. Une dilatation de la racine aortique ou de la jonction sinotubulaire va écarter les commissures valvulaires, entraînant un défaut de coaptation des feuillets valvulaires et une IA. De même, toute atteinte des sinus aortiques va entraîner une insuffisance valvulaire.

La classification de Carpentier pour la valve mitrale permet une description fonctionnelle des lésions valvulaires (6).

Se basant sur les mêmes principes, une classification des IA a été récemment proposée. Celle-ci se base sur le mécanisme de la dysfonction valvulaire responsable de l'insuffisance aortique et permet de guider le geste de réparation chirurgicale (7).

Classification des insuffisances aortiques : recommandations 2012

- *Le type 1* : mobilité normale des feuillets valvulaires comprend :
  - ➢ la dilatation de la jonction sinotubulaire (type 1A), (**image1**)

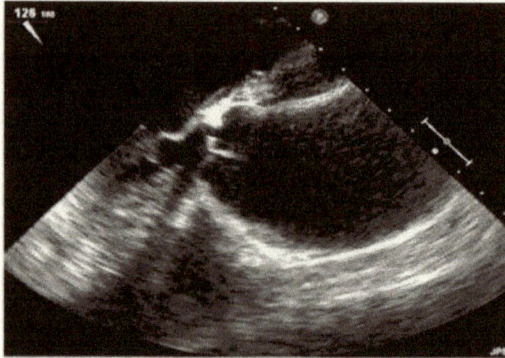

Image 1 : Insuffisance Aortique type 1A (8).

  - ➢ la dilatation des sinus et de la jonction (type 1B) fréquemment rencontré dans la maladie de Marfan (**image2**),

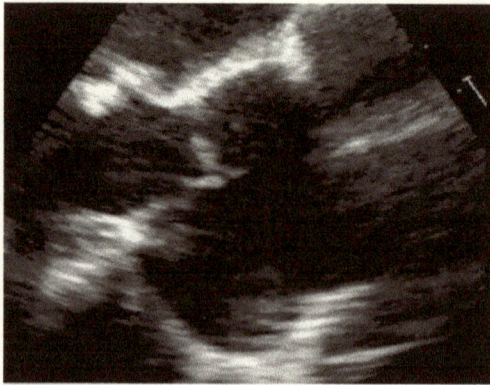

Image 2 : Insuffisance Aortique type 1B(8)

> la dilatation de l'anneau (type 1C), (**image3**)

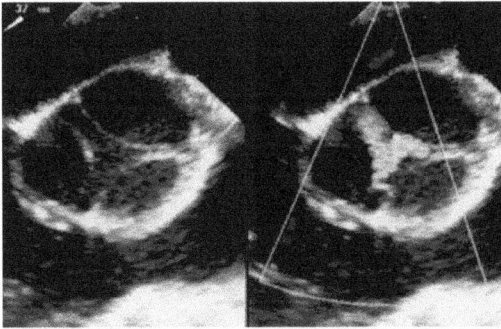

Image 3 : Insuffisance Aortique type 1C (8)

> et la perforation des feuillets aortiques (type 1D).

• *Le type 2* ou prolapsus valvulaire se définit comme le déplacement d'un feuillet aortique ou d'une partie de celui-ci vers le VG en dessous du plan de l'anneau aortique en diastole. Il existe plusieurs types de prolapsus (**image4**) :

> type IIa : le « flail leaflet » éversion du feuillet : il n'y a aucune coaptation à ce niveau, le feuillet prolabant flotte dans la chambre de chasse ;

> type IIb : le prolapsus partiel : seulement la partie distale du feuillet fait prolapsus et se positionne sous le niveau de l'anneau dans la CCVG, le feuillet est divisé en 2 parties par une bande fibreuse et seule la partie extérieure prolabe ;

> type IIc : le prolapsus complet : le corps du feuillet se positionne sous le niveau du plan de l'anneau dans la CCVG réduisant fortement la longueur de coaptation de la valve ;

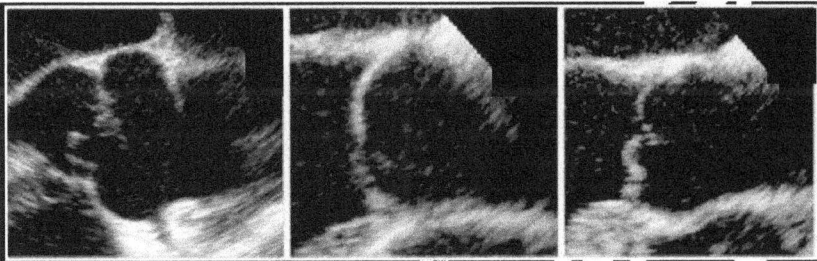

Image 4 : Insuffisance Aortique type 2 : prolapsus valvulaire (8).

• *Le type 3* comprend les valves restrictives épaissies et sténosantes : défaut quantitatif ou qualitatif du feuillet valvulaire (rhumatismale, EI, calcification).

III. Etiologies :

A. Insuffisance aortique dystrophique (ou dégénérative)

➤ Il s'agit désormais de l'étiologie la plus fréquente d'IA dans les pays occidentaux, représentant environ la moitié des causes des IA (1).

➤ Le terme d'IA dystrophique regroupe des lésions anatomiques particulièrement hétérogènes associant à des degrés divers une atteinte valvulaire et une atteinte de la racine aortique.

➤ Le principal mécanisme de la régurgitation est dans ces cas un **prolapsus** d'un ou de plusieurs feuillets dystrophiques (9).

➤ La dystrophie de l'aorte ascendante se traduit par une **dilatation anévrismale** qui prédomine au niveau des sinus de Valsalva. Le calibre de l'aorte ascendante diminue ensuite jusqu'à l'émergence du tronc artériel brachiocéphalique en regard duquel il redevient souvent normal. L'anévrisme de la racine aortique peut entraîner à lui seul une IA, même en l'absence de dystrophie des feuillets valvulaires.

➤ Dans ces cas, le mécanisme de la régurgitation est complexe et ne consiste pas uniquement en une dilatation de l'anneau aortique. Une meilleure connaissance de l'anatomie fonctionnelle de la valve aortique suggère que la régurgitation aortique est plutôt la conséquence de la modification de l'ensemble de la géométrie de la racine aortique, notamment de l'augmentation du diamètre de la jonction sinotubulaire entre les sinus de Valsalva et l'aorte ascendante.

➤ Ces modifications sont à l'origine de contraintes mécaniques anormales sur l'insertion des feuillets valvulaires et les régions commissurales. Le volume de la régurgitation est majoré lorsque coexistent une dystrophie des feuillets valvulaires et un prolapsus (10).

➤ Tous les intermédiaires existent entre l'anévrisme isolé de la racine aortique associé à des feuillets anatomiquement normaux et la dystrophie uniquement localisée aux feuillets valvulaires associée à une racine aortique normale. Les dystrophies valvulaires isolées sont souvent désignées par le terme de « *floppy valve syndrome* ».

➤ La forme la plus typique d'anévrisme dystrophique de la racine aortique est celle de la maladie de Marfan. D'autres dystrophies du tissu conjonctif sont plus rares, comme la maladie d'Ehlers-Danlos ou l'osteogenesis imperfecta.

➤ L'anévrisme de l'aorte prédispose à la dissection aortique qui est la principale cause de mortalité des patients atteints d'une maladie de Marfan. L'atteinte aortique est plus sévère lorsqu'il existe des antécédents familiaux de maladie de Marfan (11).

➢ Ce type d'anévrisme dystrophique peut aussi se rencontrer en l'absence de dystrophie généralisée.

➢ Les limites nosologiques de ces différentes entités ne sont toutefois pas précises :

• l'analyse clinique multidisciplinaire rigoureuse de patients présentant une maladie annuloectasiante de l'aorte peut mettre en évidence des signes frustes de maladie de Marfan ;

• l'analyse histologique de la paroi aortique des maladies annuloectasiantes retrouve souvent une médianécrose kystique correspondant aux lésions de la maladie de Marfan, avec une fragmentation des fibres élastiques et une accumulation de mucopolysaccharides ;

• l'observation de formes familiales de maladie annuloectasiante suggère une participation génétique.

➢ Les mutations sur le gène de la fibrilline sont reconnues comme la principale cause de la maladie de Marfan, mais il semble que d'autres mécanismes soient imputés dans la maladie annuloectasiante (12).

➢ Le terme de maladie annuloectasiante reste cependant couramment utilisé pour désigner les IA dystrophiques associées à un anévrisme de l'aorte ascendante lorsqu'il n'existe pas de phénotype clinique de maladie de Marfan. Comme pour les autres valvulopathies dystrophiques, la pathogénie demeure obscure. Même s'il existe une composante génétique probable, la multiplicité des gènes identifiés et la variabilité phénotypique importante suggèrent un déterminisme plurifactoriel. Une insuffisance mitrale dystrophique peut être associée, notamment dans la maladie de Marfan.

B. Insuffisance aortique rhumatismale

➢ L'incidence du rhumatisme articulaire aigu (RAA) a diminué dans les pays occidentaux, ne représentant qu'environ 15 % des IA en Europe en 2001 (13).

➢ L'endémie rhumatismale mondiale demeure toutefois importante et les valvulopathies rhumatismales sont encore une cause de mortalité élevée dans les pays en voie de développement (14).

➢ Les cardites rhumatismales sont contemporaines des poussées de RAA. Elles sont observées chez les enfants et les adolescents en zone d'endémie rhumatismale et ne se rencontrent plus dans les pays occidentaux.

➢ Outre la fièvre et les signes du RAA, des régurgitations valvulaires aortiques et/ou mitrales peuvent être observées. La survenue de signes d'insuffisance cardiaque lors des poussées de RAA est plus imputable à la mauvaise tolérance des régurgitations aiguës qu'à une atteinte directe du myocarde.

➤ L'IA chronique rhumatismale débute plusieurs années ou décennies après l'infection streptococcique initiale puis s'aggrave de façon autonome.

➤ Les lésions rhumatismales se caractérisent par un épaississement et une rétraction des feuillets valvulaires et prédominent au niveau des commissures, ce qui entraîne un diastasis central qui est la cause de la régurgitation.

➤ Il n'existe pas d'anomalie de la racine aortique.

C. Insuffisance aortique sur bicuspidie

➤ La bicuspidie est une malformation congénitale assez fréquente, touchant environ 1 % de l'ensemble de la population.

➤ La bicuspidie représente 10 à 15 % des causes d'IA (15).

➤ La plupart des valves bicuspides ont une fonction hémodynamique initialement normale mais l'accentuation des contraintes mécaniques sur le bord libre des feuillets valvulaires entraîne des altérations structurelles précoces.

➤ La complication évolutive la plus fréquente de la bicuspidie est la sténose aortique dégénérative, qui survient en règle à un âge plus précoce que les sténoses aortiques dégénératives sur une valve normale.

➤ Cependant, la bicuspidie aortique peut également évoluer vers une IA en rapport avec un prolapsus d'un feuillet valvulaire.

➤ L'une des particularités de la bicuspidie aortique est l'association fréquente à un anévrisme de l'aorte ascendante. Celui-ci diffère des anévrismes dystrophiques car la dilatation est souvent modérée au niveau des sinus de Valsalva et prédomine sur l'aorte sus-jacente, réalisant un aspect d'anévrisme fusiforme (16).

➤ Ces dilatations de l'aorte ascendante sont la conséquence d'une dystrophie intrinsèque de la paroi aortique qui est fréquemment associée à la bicuspidie, comme peuvent l'être d'autres malformations, notamment la coarctation de l'aorte.

➤ Enfin la bicuspidie aortique est un facteur favorisant d'endocardite infectieuse.

D. Endocardite infectieuse

➤ La régurgitation aortique est due à des ***lésions mutilantes*** (déchirure ou perforation) des feuillets valvulaires, qui sont la conséquence directe de la prolifération bactérienne.

➤ Ces lésions sont d'autant plus marquées que les germes sont virulents, comme le staphylocoque doré.

➤ Les autres lésions de l'endocardite aortique sont les ***végétations***, qui n'entraînent pas de régurgitation mais peuvent être causes d'embolies, et les ***abcès de l'anneau aortique*** qui peuvent participer à la régurgitation lorsqu'ils sont fistulisés dans le VG.

➤ L'endocardite survient sur des valves préalablement lésées ou sur des valves dépourvues d'anomalies préexistantes.

➤ Malgré les efforts de prévention, l'endocardite aortique représente encore environ 10 % des étiologies des IA (17).

E. Aortites inflammatoires

➤ Il s'agit d'un groupe hétérogène regroupant des maladies de système dont le point commun est d'entraîner une infiltration inflammatoire de la partie proximale de l'aorte ascendante ou des feuillets valvulaires.

➤ Le principal mécanisme de la régurgitation est une ***disjonction des commissures*** consécutive aux lésions de l'aorte qui peuvent se traduire macroscopiquement par des épaississements de l'endothélium sous forme de plaques gélatiniformes.

➤ Ces épaississements de l'aorte ascendante n'entraînent généralement pas d'anévrisme.

➤ La forme typique était autrefois la syphilis tertiaire, qui est devenue exceptionnelle.

➤ Les artérites inflammatoires actuellement à l'origine d'IA sont la spondylarthrite ankylosante, la maladie de Takayasu, plus rarement la polyarthrite rhumatoïde, le lupus érythémateux, la maladie de Behçet, l'artérite à cellules géantes, ou la polychondrite atrophiante (18 ; 19).

➤ Ces étiologies représentent moins de 5 % des causes d'IA.

F. Dissection aortique

➤ L'IA se rencontre dans les dissections intéressant la partie proximale de l'aorte ascendante type A ou type B rétrograde.

➤ Lorsque le faux chenal se situe à proximité de l'orifice aortique, les modifications géométriques de la racine aortique peuvent entraîner une régurgitation par l'intermédiaire d'une **disjonction commissurale** ou, plus rarement, d'un **prolapsus valvulaire**.

➤ Il s'agit généralement d'une **IA aiguë** mais le tableau est rarement celui d'une régurgitation volumineuse avec un retentissement hémodynamique important et le pronostic de la dissection aortique est avant tout conditionné par le risque de tamponnade (20).

G. Insuffisance aortique associée aux cardiopathies congénitales

➤ Outre la bicuspidie, l'IA peut être observée en cas de :
  o communication interventriculaire (syndrome de Laubry-Pezzi)
  o ou de rétrécissement aortique sous-valvulaire dans lequel la régurgitation aortique est la conséquence de lésions de jet en rapport avec l'accélération du flux d'éjection sous-aortique.

H. Causes rares d'insuffisance aortique

a- Insuffisance aortique traumatique

Il s'agit d'une cause rare, surtout en rapport avec un traumatisme direct, pouvant parfois être retardée.

Le tableau est généralement celui d'une **IA aiguë**.

b- Insuffisance aortique radique

-Les valvulopathies aortiques ou mitrales d'origine radique s'observent souvent plusieurs années après une radiothérapie thoracique, en particulier médiastinale.

-Elles se caractérisent par un épaississement des valves qui sont plus souvent à l'origine de sténoses que de régurgitations significatives.

-Ces atteintes valvulaires peuvent coexister avec des lésions coronaires ou myocardiques (21).

c- Insuffisance aortique médicamenteuse

Un épaississement des feuillets valvulaires avec la présence de plaques sur l'endocarde a été décrit chez des patients recevant des traitements au long cours par des anorexigènes dérivés des amphétamines, surtout lorsque plusieurs drogues sont associées.

Des observations analogues ont été rapportées lors de traitements antimigraineux au long cours par des dérivés de l'ergot de seigle. Ces drogues sont exceptionnellement à l'origine de régurgitations volumineuses (22).

IV. Physiopathologie :

A. En amont de la valve aortique

o Au début de l'évolution, l'hypertrophie myocardique compensatrice permet de maintenir une fonction systolique VG normale car l'IAo chronique serait à l'origine d'une augmentation de la compliance ventriculaire gauche qui peut se dilater (afin de limiter le retentissement hémodynamique de la régurgitation aortique) sans que les pressions intra-VG n'augmentent, et permet ainsi une augmentation du volume d'éjection systolique (VES) (responsable des signes périphériques) ;

o cette adaptation ne s'observe que dans les IA importantes, et explique que les IA chroniques, même importantes, restent longtemps bien tolérées et asymptomatiques ;

o Cette dilatation entraîne une augmentation du stress pariétal (stress=PxR/e; ici dilatation: R augmente), qui induit une hypertrophie compensatrice (e augmente). Le cœur devient énorme ("cœur de bœuf").

o La compliance VG est grande ce qui explique que le VG fonctionne avec des pressions de remplissage normales pendant de nombreuses années malgré une dilatation majeure.

o Ce n'est qu'au terme de l'évolution que la compliance s'altère du fait de la fibrose et que les pressions de remplissage s'élèvent de façon concomitante à l'altération de la fonction systolique VG (23 ;24).

o A la longue, ces phénomènes compensatoires finissent par s'épuiser, les fibres myocardiques dégénèrent, une fibrose apparaît et la fonction systolique VG s'altère donnant lieu +/- à des symptômes d'insuffisance cardiaque.

o A ce stade, le risque opératoire est plus grand et le pronostic plus réservé ; l'objectif de la surveillance est donc d'opérer avant que n'apparaissent la dysfonction ventriculaire ou des symptômes d'insuffisance cardiaque sévère.

B. Au niveau valvulaire :

o Dans tous les cas et quelle que soit l'étiologie de la fuite aortique, il existe une régurgitation d'une quantité plus ou moins importante de sang de l'aorte vers le VG pendant la diastole.

o Ainsi, la quantité de sang à éjecter en systole par le VG augmente ce qui permet de maintenir un débit cardiaque périphérique normal malgré la régurgitation aortique.

o Sur le plan hémodynamique, l'augmentation du VES à travers un orifice aortique dont la surface est normale ou peu augmentée entraîne une augmentation de la post-charge qui est compensée par une hypertrophie ventriculaire gauche excentrique, au moins à la phase précoce de l'IA.

o La précharge est longtemps normale ou peu augmentée et il existe donc une réserve de précharge potentielle susceptible de compenser l'augmentation de la postcharge par l'intermédiaire du mécanisme de Frank-Starling.

o À un stade ultérieur de surcharge volumétrique, l'hypertrophie ventriculaire gauche ne permet plus de compenser l'augmentation de la post-charge et on observe une altération des indices de fonction systolique ventriculaire gauche.

o L'exercice physique est longtemps bien toléré, car la tachycardie diminue le temps diastolique (et donc la fuite), et la vasodilatation du territoire musculaire actif diminue la fraction régurgitée (24).

C. En aval

o Signes d'hyperdébit systolique (hyperpulsatilité, danse des artères, hypertension artérielle systolique).

o Il peut exister une insuffisance coronaire fonctionnelle : la pression artérielle est basse en diastole (période de vascularisation myocardique) ➜ élargissement de la différentielle ; peut intervenir un effet Venturi (sang refluant à grande vitesse dans le VG), et les besoins myocardiques en oxygène sont augmentés (du fait de la dilatation et de l'hypertrophie ventriculaire gauche) ➜ angor.

V. Présentation clinique :

A. Signes fonctionnels :

o En raison de l'adaptation ventriculaire gauche, l'IA chronique est souvent découverte chez un patient asymptomatique.

o La survenue d'une dyspnée traduit souvent une cardiopathie évoluée.

o La survenue des symptômes peut être difficile à détecter dans les formes d'évolution progressive, les patients s'adaptant progressivement à une capacité d'effort restreinte.

Tardivement, peuvent apparaître :

– une dyspnée d'effort puis de repos et des épisodes de dyspnée paroxystique ;

– des lipothymies, plus souvent que des syncopes ;

– des palpitations, une fatigabilité, des bouffées congestives du visage ;

– l'angor, plus rare que dans le rétrécissement aortique orificiel : surtout en cas d'atteinte syphilitique (plaque calcifiée obturant ± les orifices coronariens, avec douleurs nocturnes lorsque le cœur est lent et la PA basse

– des signes d'insuffisance cardiaque gauche ou globale : l'insuffisance cardiaque est de début progressif, et n'apparait que tardivement, alors que l'altération ventriculaire est déjà majeure, et le risque chirurgical important.

B. Signes physiques :

- Choc de pointe étalé, dévié en bas et à gauche témoignant de la dilatation du VG. Quand il est étalé et vigoureux, il réalise le classique choc «en dôme».

- Souffle diastolique (holodiastolique en cas d'IA importante, ou proto-mésodiastolique en cas d'IA de moindre importance) doux, aspiratif, mieux perçu en position assise, penché en avant, en expiration, aux 3ème-4ème espaces intercostaux, le long du bord gauche du sternum. Le souffle est parfois mieux perçu au bord droit sternal.

 - Un souffle systolique aortique d'accompagnement lié à la majoration du volume d'éjection aortique est fréquent au 2ème espace intercostal droit, irradiant dans les vaisseaux du cou.

- Il peut aussi exister un galop protodiastolique (B3) en faveur d'une dysfonction ventriculaire gauche, un « pistol shot » mésosystolique et à la pointe, un roulement mitral protodiastolique de Foster et/ou télédiastolique de Flint (9).

- Artères périphériques hyperpulsatiles :

    o battements artériels parfois apparents au niveau du cou « danse du cou »

    o autres signes d'hyperpulsatilité artérielle périphérique (Pouls ample de Corrigan, Signe de la manchette, Pouls capillaire de Quincke, Signes de Musset)...

- En cas d'IA importante, il existe des signes cliniques vasculaires périphériques : un élargissement de la pression artérielle différentielle avec une minima effondrée traduisant une IA sévère : l'élargissement de la différentielle est le meilleur moyen clinique de quantifier la fuite aortique : elle résulte d'une élévation de la systolique (reflet de l'augmentation du VES) et d'une baisse de la diastolique (due au reflux de sang qui vide l'aorte au profit du VG compliant): grossièrement, si la PA diastolique est supérieure à 70 mmHg ou à la moitié de la PAS, l'IAo n'est pas sévère, alors que si la PA diastolique est inférieure à 60 mmHg, l'insuffisance aortique peut justifier d'une attitude plus agressive.

La recherche d'une valvulopathie associée et de signes en faveur d'un syndrome de Marfan (surtout chez un sujet jeune) est systématique.

Enfin des signes cliniques en rapport avec l'étiologie peuvent être observés (fièvre dans l'EI).

VI.   Examens complémentaires :

A. Radiographie thoracique :

- Cardiomégalie en rapport avec la dilatation parfois impressionnante du VG (arc inférieur gauche).
- La dilatation de l'arc supérieur droit (aorte ascendante) est rarement marquée, même dans les IA dystrophiques s'accompagnant d'un anévrisme de l'aorte ascendante (selon l'étiologie), qui est plus souvent suspecté sur le cliché de profil.
- Les signes radiologiques d'insuffisance cardiaque sont tardifs dans l'IA chronique : la vascularisation pulmonaire est fonction du retentissement hémodynamique.
- La radiographie thoracique peut être normale.

B. Électrocardiogramme :

- La surcharge ventriculaire gauche est classiquement diastolique, avec des ondes T amples et pointues dans les dérivations latérales et elle témoigne déjà d'un retentissement ventriculaire gauche.
- La surcharge ventriculaire gauche prend parfois un caractère systolique avec une ischémie sous-épicardique latérale, surtout dans les cardiopathies évoluées.

C. Échocardiographie Doppler :

Examen de choix :

*Diagnostic positif, de gravité et diagnostic étiologique.

ECHO : Recommandations dans l'évaluation valvulaire(25) :

1. L'échographie transthoracique bidimensionnelle (ETT 2D) est recommandée comme imagerie de première ligne dans la régurgitation valvulaire et est souvent suffisante pour le diagnostic.
2. L'Échocardiographie transœsophagienne bidimensionnelle (ETO) est indiquée lorsque l'ETT est insuffisante ou quand il est nécessaire d'affiner le diagnostic.
3. L'ETO n'est pas indiquée chez les patients présentant une ETT de bonne qualité, sauf dans la salle d'opération quand une chirurgie valvulaire est effectuée.

4. L'Échocardiographie Tridimensionnelle (3D) quant à elle fournit des images anatomiques réalistes et intuitives de l'appareil valvulaire, qui peut fournir des informations supplémentaires, en particulier chez les patients avec **lésions valvulaires complexes**, et permet la quantification plus précise des conséquences hémodynamiques de la régurgitation sur les cavités cardiaques.

En pratique, l'évaluation de la régurgitation valvulaire commence par l'ETT 2D, qui peut orienter facilement à une régurgitation sévère en présence d'un défaut valvulaire majeur ou à une fuite mineure quand l'anatomie valvulaire et les mouvements des feuillets sont normaux. L'étiologie et le mécanisme de la régurgitation sont décrits selon la classification de Carpentier : Type I: mouvement valvulaire normal de, Type II: mouvement excessif et Type III: mouvement restrictif (6).

Ensuite, a lieu une évaluation minutieuse du jet de régurgitation par Doppler couleur en utilisant plusieurs incidences, ce qui peut diagnostiquer rapidement une régurgitation minime et ne nécessitera a priori aucune autre quantification. Dans les autres cas, l'utilisation d'une méthode plus quantitative est conseillé lorsque cela est possible [ex : vena contracta (VC); proximale surface isovelocity (PISA)].

Estimation de la sévérité de la régurgitation valvulaire : recommandations(25)

1. L'estimation visuelle de la sévérité de la régurgitation basée sur le jet en doppler couleur n'est pas recommandée pour la quantifier.

2. la mesure de la VC et la méthode PISA sont recommandées pour évaluer la sévérité de la régurgitation lorsque cela est possible.

3. Des paramètres d'appoint doivent être utilisés quand il y a une discordance entre le degré quantifié de la régurgitation et le contexte clinique.

Dans un deuxième temps, l'impact de la régurgitation sur les ventricules, les oreillettes et les pressions artérielles pulmonaires sera évalué.

La taille et la fonction ventriculaires sont mesurées à l'aide des diamètres et/ou des volumes (Simpson biplan 2D et sommation des disques ou 3D écho lorsque l'imagerie est de bonne qualité).

Il est à noter que la fraction d'éjection (FE) dépend des conditions de charge et surestime souvent les performances ventriculaires. De nouveaux paramètres ventriculaires systoliques (vélocité myocardique, déformation myocardique en Strain 2D, ou vélocité de déformation) sont actuellement disponibles pour une meilleure évaluation de la fonction ventriculaire, mais ils doivent être validés dans les grandes séries. Les volumes auriculaires peuvent être mesurés de façon fiable par la méthode biplan (surface et longueur) ou en échocardiographie 3D (26).

Le mode d'acquisition, les avantages et les limites des différents paramètres écho-Doppler utilisés pour l'évaluation de la régurgitation valvulaire aortique sont :

- Evaluation visuelle dans plusieurs incidences.
- Optimisation des gains du doppler couleur en parasternale long et court axes.
- Mesure de la VC en parasternale grand axe PSGA (apicale 5 cavités si PSGA impossible) : optimiser le gain de couleur/échelle ➔ Identifier les trois composantes du jet de régurgitation (VC, PISA, jet dans le VG) ➔ réduire la taille du secteur de la couleur et la profondeur de l'image pour optimiser la cadence ➔ Élargir la zone sélectionnée (Zoom) ➔ utilisez le ciné-boucle pour trouver le meilleur cadre pour la mesure ➔ mesurer le plus petit VC (immédiatement en aval de l'orifice de régurgitation, perpendiculaire à la direction du jet).
- Le PISA se mesure en apicale 5 cavités pour les jets centraux et en PSGA pour les jets excentriques : optimiser le flux couleur ➔ Agrandir l'image ➔ Augmenter la ligne de base Nyquist dans l'incidence apicale/ la baisser ou l'augmenter en PSGA avec le ciné-mode➔ sélectionner le meilleur PISA➔ masquer puis afficher la couleur pour visualiser l'orifice de la fuite ➔ mesurer le rayon PISA en diastole jusqu'au premier aliasing en direction du flux ➔ mesurer la Vmax et L'ITV de l'IAo ➔ calculer le débit aortique, la SOR et le volume régurgitant.
- Utilisez de préférence la méthode de Simpson pour évaluer les dimensions du VG.

Enfin, les données collectées sont comparées avec le contexte clinique du patient, afin de stratifier la gestion et le suivi.

Dans les valvulopathies du cœur gauche, une échocardiographie d'effort quantitative pourrait aider à identifier ce qui pourrait être considéré comme une lésion valvulaire modérée et évaluer le retentissement ventriculaire et pulmonaire (27).

L'utilisation de l'échocardiographie de stress dans la maladie valvulaire cardiaque sera l'objet d'un autre document.

Taille et fonction du VG : recommandations(25)

1. L'évaluation quantitative du VG, à savoir les diamètres, les volumes et la fraction d'éjection, est obligatoire.

2. La mesure 2D des diamètres est fortement préconisée si la ligne M- mode ne peut pas être placée perpendiculairement au grand axe du VG.

3. La méthode biplan sommation des disques est la méthode recommandée pour l'estimation des volumes et la fraction d'éjection du VG.

4. L'évaluation échographique 3D de la fonction ventriculaire gauche fournit des données plus précises et reproductibles.

5. L'échographique de contraste est indiquée chez les patients ayant une mauvaise fenêtre acoustique.

6. L'évaluation qualitative de la fonction ventriculaire gauche n'est pas recommandée.

7. Le volume de l'oreillette gauche est le paramètre recommandé pour évaluer sa taille.

Points clés : Chez les patients porteurs d'une IA, l'analyse minutieuse de la valve aortique est obligatoire. Le rapport d'échographique devrait inclure des informations sur l'étiologie, le mécanisme lésionnel et le type de dysfonctionnement.

La possibilité de réparation de la valve devrait également être discutée en cas d'IAo pure.

Quantification échographique de la fuite aortique :

La parasternale long axe est classiquement utilisée pour mesurer les dimensions de la chambre de chasse du VG, de l'anneau aortique (ou jonction ventriculo-aortique), de la jonction sino-tubulaire et du sinus de Valsalva.

L'épaisseur et la morphologie des feuillets valvulaires peuvent être visualisées aussi bien en PSGA qu'en court axe et en apicale cinq cavités. Cependant, il n'est pas rare que l'ETT ne permette pas une évaluation complète de l'anatomie valvulaire et des causes de l'IAo. Dans cette situation, si la fenêtre acoustique est optimale, l'échographique 3D pourrait mieux étudier la morphologie de la valve aortique (26).

Dans certains cas, l'ETO s'avère nécessaire en particulier lorsque l'ETT est insuffisante pour évaluer les causes et les mécanismes de l'IA ou pour évaluer les dimensions et la morphologie de la racine aortique.

En bidimensionnel : 2D :

> Aspect des valves (épaisseur valvulaire, intégrité, restriction, défaut de coaptation, mobilité excessive ou au contraire limitée...),
> Etat des commissures (fusion, écartement, site de fixation, et alignement),
> Morphologie de la racine de l'aorte (hypertrophie septale, taille de l'anneau, des sinus et de la jonction sino-tubulaire, et dimension de l'aorte ascendante),
> Présence d'une valve flottante (flail) qui est spécifique d'IA sévère.
> Inversion du dôme de la valve mitrale antérieure,
> Hyperkinésie du VG.

En mode Temps Mouvement : TM (image5) :

> Fluttering mitral (feuillet mitral antérieur flottant, cordages de la valve mitrale, ou cloison interventriculaire) ;
> Fermeture prématurée de la valve mitrale ;
> Ouverture diastolique prématurée de la valve aortique ;
> Surcharge volumétrique du VG (sphérique) ;

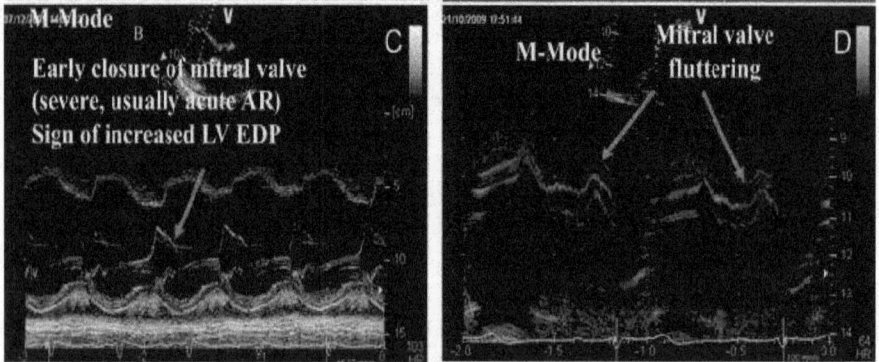

Image 5 : mode temps mouvement au niveau de la valve mitrale (25)

Points clés : ces résultats échographiques supplémentaires sont utilisés en tant que paramètres complémentaires pour évaluer la gravité de la fuite aortique. L'évaluation de la morphologie et des dimensions de la racine de l'aorte est obligatoire.

En Doppler couleur

- Le flux couleur de régurgitation lors de la diastole peut être visualisé en plusieurs incidences.
- La surface du jet en couleur et son étendue dans le VG sont faiblement corrélés au degré de sévérité de la fuite car ils sont influencés par le gradient de pression diastolique VG-Ao et la compliance du VG, et donc sont souvent surestimées en coupe apicale.
- Ils ne sont actuellement pas recommandés pour quantifier la sévérité de la fuite aortique.
- En pratique, le Doppler couleur est utilisé pour la détection et l'évaluation visuelle initiale de l'IAo.
- Les jets centraux sont évocateurs de la maladie rhumatismale, alors que les jets excentriques sont souvent associés à un prolapsus ou une perforation de la valve aortique.
- Le mode TM-couleur permet de vérifier la durée du jet (holodiastolique).
- Le diamètre et la surface de l'extension du jet à l'origine sont des paramètres semi-quantitatifs.
- La largeur de la VC est mesurée en PSGA. En pratique, la VC représente le diamètre le plus petit du jet régurgitant au niveau de la valve aortique dans la CCVG, immédiatement au-dessous de la zone de convergence.
- Elle fournit donc une estimation de la taille de la surface effective de l'orifice de régurgitation (EROA).
- En utilisant une vitesse d'aliasing de 50 à 60 cm/s, une largeur de 3 mm de la VC est corrélée à une IAo légère, alors qu'au-delà de 6 mm de largeur l'IAo est considérée comme sévère.
- La mesure de la VC est affectée par plusieurs facteurs tels la présence de plusieurs jets. Dans ce cas, les largeurs respectives de la VC ne sont pas cumulatives.

NB : Le concept de VC est en effet basé sur l'hypothèse que l'orifice régurgitant est presque circulaire. Or, cet orifice est souvent elliptique ou irrégulier, ce qui modifie la largeur de la VC en fonction des incidences. Trois mesures en doppler couleur peuvent être un outil possible et utile dans la visualisation de la forme réelle de l'orifice de régurgitation.

- La largeur de la VC est proportionnelle à la taille du défect valvaire mais cela suppose qu'il s'agit d'un orifice régurgitant circulaire, car si la forme de l'orifice est irrégulière, comme dans la bicuspidie, la largeur de la VC est alors moins liée au degré de régurgitation. Son acquisition peut être améliorée en normalisant la largeur de la VC pour la CCVG.

- En parasternale petit axe, la surface du jet à l'orifice est également un paramètre semi-quantitatif de la gravité de la fuite aortique. Bien que ces mesures soient observateur-dépendantes, un rapport aire du jet/aire de la chambre de chasse de 0.65 est un argument en faveur d'une fuite sévère (**image6**).

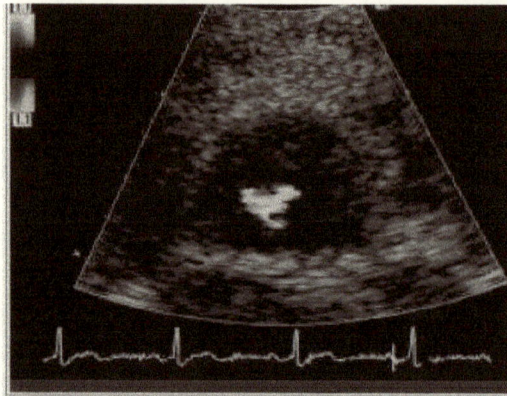

Image 6 : mesure de la surface du jet à l'orifice

- Limites du Doppler Couleur : - Patient : échogénicité

- Echographe : Gain, fréquences, PRF

- Hémodynamique : Qc, PA

- Associations pathologiques

Points clés :

- L'extension du jet de régurgitation, comme seul paramètre, n'est pas recommandée pour quantifier la gravité des IAo.
- Le Doppler couleur ne devrait être utilisé que pour une évaluation visuelle. Une évaluation quantitative est nécessaire lorsque le jet de régurgitation observé n'est pas petit et central.
- Lorsque cela est possible, la mesure de la largeur de la VC est recommandée pour la quantification de la fuite aortique. Des valeurs

intermédiaires (3-6 mm) nécessiteront une confirmation par des méthodes quantitatives (quand cela est possible).
- La VC peut être souvent mesurée dans les jets excentriques.
- En cas de jets multiples, les valeurs respectives de la largeur VC ne sont pas cumulatives.
- L'évaluation de la VC en 3D reste toujours réservée à des fins de recherche (28).

L'évaluation de la zone de convergence a été moins étudiée dans l'IAo que dans la régurgitation mitrale. Son analyse de se fait en apicale trois ou cinq cavités ou en PSGA, voire en parasternale droite.

On déplace vers le haut la limite du Nyquist en coupe apicale et on place le zoom sur l'orifice aortique. La méthode est applicable si la valve n'est pas trop calcifiée. En cas d'ectasie importante de la racine aortique (anévrysme du sinus de Valsalva par exemple), la déformation majeure des sigmoïdes aortiques en forme d'entonnoir inversé avec un angle $\alpha > 180°$ peut entrainer une sous-estimation du débit régurgité ; dans le cas où $\alpha > 220°$, il est préférable de renoncer à la mesure.

Le rayon de PISA est mesuré en diastole en s'arrêtant au niveau du premier aliasing. Le Volume régurgitant et la SOR sont obtenus en utilisant les formules standards $2\pi\ R^2\ \frac{Va}{Vmax}$: (**image8**)

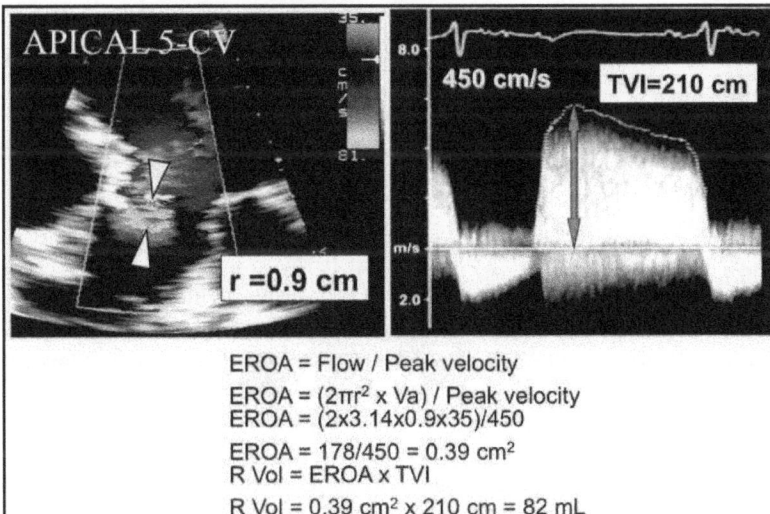

Image 8 : mesure de la SOR par méthode de zone de convergence en coupe apicale 5 cavités (25).

La méthode PISA a plusieurs limites :

- o Tout d'abord, elle n'est pas exploitable chez un pourcentage significatif de patients porteurs d'IAo vue l'interposition des tissus valvaires et la difficulté à identifier correctement la zone de convergence.
- o la vitesse d'aliasing (trop basse = surestimation, trop haute = sous-estimation),
- o la géométrie de l'orifice en cas de dilatation anévrismale de l'aorte ascendante (appliquer alors une correction d'angle)
- o et au "confinement" de la zone de convergence par les structures adjacentes (perforation d'une cuspide ou fuite commissurale).

La régurgitation aortique est classée soit comme (29 ; 30) :

- o légère : SOR < 10 mm^2 et volume régurgité (VR) < 30 ml.
- o modérée elle-même répartie en deux entités :
  - ➤ «légère à modérée » : SOR à 10-19 mm^2 ou en VR = 20-44 ml
  - ➤ « modérée à sévère » : SOR à 20-29 mm^2 ou un VR = 45-59 ml.
- o ou sévère : SOR ≥ 30 mm^2 ou VR ≥ 60 ml.

Points clés :

- - Lorsque cela est possible, la méthode PISA est fortement recommandée pour quantifier la gravité des IAo. Elle peut être utilisée aussi bien dans les jets centraux qu'excentriques.
- - Dans les jets excentriques, il est recommandé d'utiliser l'incidence PSGA pour l'évaluation de la zone de convergence du flux.
- - Un EROA ≥ 30 mm^2 ou un VR ≥ 60 ml indiquent une IAo grave.
- - Les mesures doivent être précises, car le rayon R de PISA est porté au carré et les valeurs sont multipliées (et donc les erreurs aussi).
- - Parfois, la base de l'hémisphère d'isovitesse n'est pas plane, mais présente une angulation (α). Les mesures sont alors corrigées en fonction de cette angulation : Qo = 2πR2 × Va × (α/180).
- - La méthode PISA (Proximal Isovelocity Surface Area) est une méthode d'analyse quantitative fiable et reproductible essentielle pour le diagnostic de gravité des valvulopathies.
- - La vitesse d'aliasing doit être ajustée entre 20 et 40 cm/s afin d'obtenir une zone de convergence la plus proche possible d'un hémisphère.

- Les limites sont liées au choix de la vitesse d'aliasing (trop basse = surestimation, trop haute = sous-estimation), à la géométrie de l'orifice (appliquer alors une correction d'angle) et au "confinement" de la zone de convergence par les structures adjacentes.

Doppler pulsé (PW)

-Procédé volumétrique. Le Doppler Pulsé peut être utilisé comme méthode alternative pour quantifier la sévérité de l'IA.

-En l'absence de fuite mitrale importante, le flux mitral est utilisé pour calculer le volume d'éjection systémique. Le site pulmonaire peut être utilisé chez les patients ayant une IM importante ➜ Méthode de confrontation des débits en 2 sites différents de mesure ➜ fraction de régurgitation FR :

$$\text{Volume régurgitant} = Qa-Qmi \quad ➜ \quad FR = (Qao-Qmi)/Qao$$

- ***Limites :*** - FA

- IM associée

- Mesure du débit mitral très discutable

- Le volume total est calculé en utilisant le volume d'éjection au niveau de la CCVG. Cette approche dépendante du moment de la mesure est associée à plusieurs inconvénients (31).

- En général, une fraction de régurgitation (VR/Volume d'éjection LVOT) > 50 % indique une IAo sévère.

- L'inversion du flux diastolique dans l'aorte descendante (ou artères périphériques) :

> ➢ L'IAo peut conduire à une inversion du flux diastolique dans l'aorte descendante.
> ➢ L'inversion du flux de l'écoulement est mieux visualisée dans la partie supérieure de l'aorte descendante au niveau de l'isthme aortique en incidence supra-sternale.
> ➢ Le volume de l'échantillon est placé juste en aval de l'origine de la sous-clavière gauche et sera aligné dans la mesure du possible le long de l'axe principal de l'aorte (**image9**).
> ➢ Le filtre Doppler est réduit au minimum pour permettre la détection des vitesses faibles (10 cm/s).
> ➢ Dans les régurgitations légères, l'inversion du flux est brève et limitée à la protodiastole.

> La durée et les vélocités du flux diastolique de régurgitation augmentent avec le degré de la fuite.
> Dans les IA sévères le flux diastolique atteint des vélocités supérieures à 20 cm/s (mesuré au pic de l'onde R).

Limites :   - Fenêtre US médiocre

- Rythme cardiaque extrême (Fc < 50 ou >100 bpm)

- Coarctation de l'Ao, fistule AV, dissection, RA

- IA aiguë, élévation brutale PTDVG

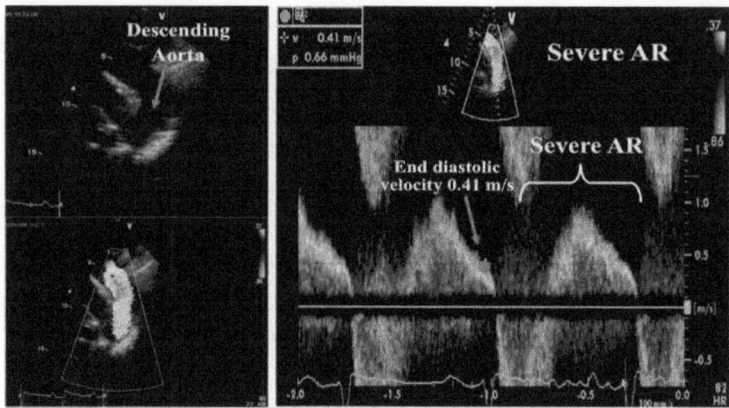

Image 9 : mesure de la vitesse télédiastolique à l'isthme au niveau de l'aorte descendante par doppler pulsé (25).

> Un inversement holodiastolique important dans l'aorte abdominale est également un signe très spécifique de l'IA sévère.

Points clés : la mesure du flux diastolique rétrograde dans l'aorte descendante et l'aorte abdominale est recommandée, quand elle est évaluable. Elle doit être considérée comme paramètre supplémentaire de poids dans l'évaluation de la sévérité de l'IAo.

Doppler continu (CW)

➢ Le doppler du jet de l'IA est classiquement mieux obtenu à partir de l'apicale cinq cavités (mais peut être obtenu en vue 3 cavités voire en parasternale droite).

➢ Toutefois, il faut essayer d'obtenir l'angle doppler le plus correcte afin de minimiser les erreurs possibles liées à un mauvais alignement du faisceau ultrasonore. Il s'agit d'un reflux diastolique, positif, de haute vélocité (4 m/s), trapézoïdal, de durée prolongée *(englobe les phases de relaxation et de contraction isovolumiques).* Voie parasternale droite : le flux est négatif.

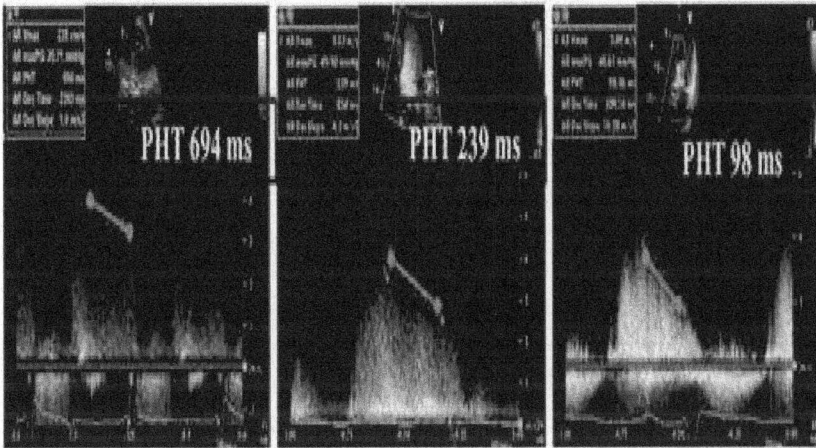

Image 10 : mesure du temps de demi-pression (PHT), sévère quand inférieur à 200 ms (25).

➢ Pour les jets excentriques, de meilleurs signaux peuvent être obtenus à partir de la fenêtre parasternale droite.

➢ Un spectre faible est compatible avec une IA légère, alors qu'un spectre plus dense peut correspondre aussi bien à une IA modérée que sévère.

➢ En pratique, la densité au CW ne fournit pas des informations utiles sur la gravité de la fuite aortique.

➢ L'évaluation par cette méthode est qualitative.

➢ Le temps de décélération du jet de régurgitation diastolique et le temps de demi-pression reflètent à la fois le degré de régurgitation et les pressions ventriculaires télédiastoliques (PTDVG). La vitesse du flux Ao est strictement corrélée au gradient Ao-VG en diastole : si élévation importante PTDVG (IA Aiguë, IA Chronique sévère) : la *pente de décélération est plus rapide* et le temps de demi-pression est ainsi raccourci.

➢ Un temps de demi-pression de 200 ms est compatible avec une IA sévère, alors qu'une valeur de 500 ms suggère plutôt une IA légère (**image10**) (32).

➢ A noter que le temps de demi-pression (PHT) est influencé par la compliance, la rapidité de survenue de l'IA (dans l'IA aiguë sévère le PHT est presque toujours court) et le gradient de pression aorto-ventriculaire.

Limites :   - Fenêtre US,

                        - Alignement faisceau

                        - Élévation PTDVG d'autre origine (RA, CMH, HTA, cardiopathies ischémiques)

Points clés :

- La densité du spectre au doppler continu ne fournit pas d'informations utiles sur la gravité de l'IA.
- L'évaluation du PHT nécessite un bon alignement du faisceau Doppler.
- Une angulation de la sonde est souvent nécessaire.
- En raison de sa dépendance de la compliance et du gradient de pression, ce paramètre ne peut être que complémentaire dans l'évaluation de la gravité de l'IA.

Retentissement sur le VG :

⇨ Une IA sévère a un retentissement hémodynamique important, principalement sur le VG.

⇨ L'IAo impose une charge volumique supplémentaire sur le VG.

⇨ Dans l'IA chronique, le VG se dilate progressivement et des dommages irréversibles peuvent se produire en passant par deux phases :

   o *IA Compensée* où le VG est ***dilaté***, hyperkinétique avec une masse VG augmentée et un ***stress pariétal normal*** T= (P x r)/h.

   o *IA Décompensée* où le VG est ***dilaté*** avec une cinétique normale ou diminuée et un ***stress pariétal augmenté***.

⇨ La dilatation cavitaire est sensible dans les IA chroniques significatives ➔ une taille normale du VG exclut quasiment une IA chronique sévère.

Points clés :

- Les diamètres du VG, ses volumes et la fraction d'éjection (FE) doivent toujours être mesurés et communiqués.
- Il est fortement recommandé d'indexer les diamètres et les volumes à la surface corporelle.

Intégration des indices de gravité :

L'évaluation échocardiographique des IA inclus l'intégration de données provenant de l'imagerie 2D/3D :

- o la racine aortique,
- o la valve aortique,
- o le VG
- o ainsi que les mesures Doppler.

 Il faut toujours s'acharner à quantifier le degré de la régurgitation, sauf en présence d'IA légère.

La mesure de la largeur de la VC et la méthode PISA sont fortement recommandées, à chaque fois que possible.

 En cas de discordance entre le degré quantifié de l'IAo et le contexte clinique, il faut évaluer le grand maximum de paramètres qui doivent être interprétés selon la chronicité de la fuite aortique et le remodelage du VG.

D. ETO :

Peu utile dans l'IA chronique, elle est principalement utilisée :

- Dans l'étude du mécanisme surtout si IA dystrophique avec anévrisme de l'aorte ascendante en préopératoire.
- Patients anéchogènes.
- Examen transthoracique difficile ou incomplet.
- Tout comme l'ETT dans le cadre du bilan préopératoire elle permet une évaluation de la dysfonction et des lésions :
  - Anatomie (uni, bi, tricuspide...)
  - Mobilité des feuillets et mesure de la réserve de coaptation.
  - Limites de l'AAF

- Direction du jet : Central, Excentrique, Para central (perforation).

E. Évaluation à l'effort avec mesure de la consommation en oxygène (VO2max) :

Le principal intérêt des épreuves d'effort est de permettre une évaluation objective et de dépister des patients qui ne se disent asymptomatiques que parce qu'ils se sont progressivement adaptés à la réduction de leur capacité à l'effort.

Des publications ont étudié la valeur prédictive des résultats d'épreuves d'effort dans l'IA chronique, comportant des évaluations électrocardiographiques, échocardiographiques ou isotopiques.

Cependant, en raison du caractère limité et parfois discordant des données, les résultats des évaluations à l'effort n'ont pas été retenus comme critères de stratification pronostique de l'IA dans les recommandations.

La détermination de la capacité d'effort (VO2 max) permet de sensibiliser la détection de la dysfonction ventriculaire gauche débutante.

F. Imagerie de coupe (scanner et imagerie par résonance magnétique) :

- L'IRM, très utile dans l'étude de *l'aorte thoracique*, permet de déterminer le degré de dilatation du culot aortique par la mesure des diamètres de l'aorte thoracique à différents niveaux et de rechercher une éventuelle dissection aortique, de suivre au cours du temps de façon non invasive et non irradiante l'évolution de la dilatation aortique.
- L'IRM permet désormais aussi de quantifier l'IA, de mesurer les volumes, masse et FEVG, avec une bonne reproductibilité.
- L'IRM est très utile pour suivre la dilatation progressive du VG,
- Toutefois, son utilisation demeure limitée dans l'évaluation de la valvulopathie elle même, en raison d'un accès plus restreint qu'à l'échocardiographie et surtout du fait que seules les mesures échocardiographiques ont fait l'objet d'une validation dans les études cliniques.
- Le scanner permet d'étudier également l'aorte thoracique, mais au prix d'une irradiation significative, et pourrait nous donner des informations sur la *morphologie valvulaire*.
- Les techniques d'imagerie de coupe sont largement utilisées pour évaluer la morphologie de l'aorte ascendante.

- Leur avantage sur l'échocardiographie est de pouvoir analyser la totalité des segments de l'aorte thoracique dans les IA dystrophiques associées avec un anévrisme de l'aorte thoracique.
- Il est recommandé de confronter les mesures des diamètres aortiques obtenus avec l'échocardiographie et l'imagerie de coupe, en particulier lorsque ces chiffres conditionnent une indication opératoire.

G. Investigations invasives :

➢ La méthode angiographique de Sellers permet une semi-quantification de la régurgitation aortique en quatre grades.
➢ Elle comporte une évaluation des pressions de remplissage et du débit cardiaque, une angiographie ventriculaire gauche et sus-sigmoïdienne, et une coronarographie.
➢ L'angiographie ventriculaire gauche et sus-sigmoïdienne permet de préciser le retentissement sur la fonction ventriculaire gauche et le degré de la régurgitation aortique, de mesurer les pressions ventriculaires gauches, aortiques et pulmonaires, de préciser le retentissement sur le VG, et de rechercher des lésions associées.
➢ Elle comprend alors un cathétérisme droit et gauche, une ventriculographie gauche avec calcul des volumes télédiastolique et télésystolique, et de la FEVG.
➢ La quantification de la régurgitation consiste à déterminer le volume régurgitant en comparant le VES par angiographie ventriculaire gauche et le débit cardiaque par thermodilution.
➢ L'aortographie ou angiographie sus-sigmoïdienne permet également d'évaluer l'anatomie de l'aorte ascendante, de rechercher un anévrisme de l'aorte thoracique et de quantifier l'IA selon l'extension et la tonalité du jet diastolique régurgitant dans le VG.
➢ En pratique, l'intérêt de ces techniques invasives a considérablement diminué avec le développement de l'échocardiographie Doppler quantitative. Il en est de même pour l'évaluation de la fonction ventriculaire gauche.
➢ L'évaluation invasive du volume de la régurgitation aortique et de son retentissement ventriculaire gauche ne se justifie que dans les rares cas où les données échocardiographiques sont discordantes avec la clinique, ou en cas d'impossibilité de quantifier de façon fiable la fuite aortique par les méthodes ultrasonores, ou en cas d'existence de polyvalvulopathie.
➢ Comme pour les autres valvulopathies, la principale investigation invasive est la ***coronarographie*** qui est effectuée lors du bilan préopératoire :

- o Suspicion d'ischémie myocardique.
- o Histoire de maladie coronaire.
- o Lorsqu'il existe au moins un facteur de risque vasculaire.
- o Dysfonction VG.
- o Homme > 40 ans.
- o Femme ménopausée.

➤ Le cathétérisme des coronaires peut être difficile chez des patients présentant une dilatation de la racine de l'aorte et l'examen doit être effectué par un opérateur expérimenté.

➤ L'indication de la coronarographie préopératoire est discutée dans certaines étiologies d'IA aiguës :
- o En cas de dissection de l'aorte ascendante, la coronarographie ne doit pas différer la chirurgie dont l'indication est particulièrement urgente.
- o En cas d'endocardite aortique aiguë avec de volumineuses végétations aortiques, la coronarographie peut comporter un risque embolique.

➤ Les indications de coronarographie doivent alors être évaluées au cas par cas en prenant en compte la probabilité à priori d'athérosclérose coronaire et le risque inhérent à l'examen.

Chez les patients dont le risque de coronaropathie est à priori faible, le scanner coronaire peut représenter une alternative utile à la coronarographie en raison de sa forte valeur prédictive négative.

H. Techniques isotopiques :

➤ La FEVG de repos et d'effort peut être déterminée par méthode isotopique chez les patients peu échogènes.

➤ Non invasives, elles permettent de mesurer les volumes ventriculaires et de suivre l'évolution des patients.

VII.   Le bilan pré-thérapeutique :

Comporte :

Un bilan de la valvulopathie :

- Degré de sévérité de la fuite : par échographie-doppler transthoracique et/ou le cathétérisme invasif si besoin.
- Retentissement :
  - ➢ Clinique (symptômes +++), signes d'hyperdébit, pression artérielle diastolique
  - ➢ ECG : surcharge systolique
  - ➢ Radiographie thoracique : RCT > 0.58
  - ➢ Echographie cardiaque
  - ➢ Epreuve d'effort et scintigraphie myocardique d'effort pour certains.

Un bilan du patient

- Examen général
- Etat respiratoire : exploration fonctionnelle respiratoire ;
- Risque infectieux : consultation stomatologique, panoramique dentaire, extractions des dents en mauvais état avant toute intervention, sauf en cas d'insuffisance aortique aiguë ;
- Consultation ORL, ECBU, etc. ;
- Etat coronarien et vasculaire : écho-doppler des vaisseaux du cou, coronarographie si indication ;
- bilan biologique préopératoire classique.

Critères de mauvais pronostic (33)

- Apparition de signes fonctionnels
- ECG : surcharge ventriculaire gauche systolique
- Radiographie thoracique : RCT > 0.58
- Echocœur : diamètre télédiastolique du VG > 70 mm, systolique > 50 mm et/ou altération de la fonction systolique
- Surtout : évolutivité des paramètres de surveillance +++

VIII. Traitement :

A. Méthodes :

1. Traitement médical :

- *Vasodilatateurs artériels* qui entrainent :
  → Une diminution de la pression aortique diastolique accompagnée d'une diminution du volume régurgité.
  → Une diminution de la postcharge et de la tension pariétale du VG qui sont élevées dans l'IA.

- Des études randomisées utilisant *l'hydralazine* et surtout les *inhibiteurs calciques* de la classe des *dihydropyridines* ou les *inhibiteurs de l'enzyme de conversion* (ou les ARA II) ont montré de façon concordante une diminution de la dilatation du VG et un ralentissement de la détérioration de la FE. Cependant, ces études comportent un faible nombre de patients, une durée de suivi limitée, et leurs critères de jugement sont hémodynamiques (34 ; 35).

- La seule étude faisant appel à des critères cliniques était une étude randomisée ayant inclus 143 patients asymptomatiques présentant une IA volumineuse associée à une dilatation du VG. Après 6 ans, 15% des patients recevant la *nifédipine* avaient eu un remplacement valvulaire aortique (RVA) alors que la proportion était de 34 % chez ceux recevant de la digoxine. Malgré certaines limitations méthodologiques, cette étude suggère que la réduction de la postcharge est susceptible de ralentir la progression du retentissement ventriculaire gauche de l'IA chronique (36).

- Lorsqu'il existe un anévrisme de l'aorte ascendante, en particulier dans le cas de la maladie de Marfan, la prescription de *bêtabloquants* ralentit la progression de la dilatation de l'aorte et le risque de complications pariétales. L'effet bénéfique des bêtabloquants semble d'autant plus marqué que la dilatation aortique est modérée (< 40 mm) et que les patients sont jeunes. Certains recommandent la prescription systématique des bêtabloquants dans la maladie de Marfan(37).

- Les BB sont également recommandés dans la maladie de Marfan après chirurgie de l'aorte ascendante pour prévenir les récidives de dissections aortiques.

- L'effet des bêtabloquants n'a pas été étudié dans les anévrismes aortiques associés aux bicuspidies mais leur prescription peut être envisagée par analogie.

- L'indication des bêtabloquants doit être large en cas d'anévrisme de l'aorte ascendante associé à une régurgitation aortique minime à modérée. Elle doit être prudente lorsque la régurgitation est volumineuse car la prolongation de la diastole en rapport avec la bradycardie tend à majorer le volume régurgité.

- Le traitement médical de l'IA comporte également la **prophylaxie de l'endocardite infectieuse (EI)**. Les recommandations ont été récemment modifiées et le recours à l'antibioprophylaxie y est plus restreint : antécédent d'EI et les patients porteurs de prothèses valvulaires : 2 g d'Amoxicilline ou d'ampicilline PO ou IV 30-60 min avant la procédure, et en cas d'allergie 600 mg de Clindamycine en PO ou IV.

- Chez les patients ayant une maladie cardiaque rhumatismale, la prophylaxie secondaire à long terme est recommandée, en utilisant la pénicilline pendant au moins 10 ans après le dernier épisode de rhumatisme articulaire aigu, ou jusqu'à l'âge de 40 ans. La prophylaxie à vie devrait être considérée chez les patients à haut risque en fonction de la gravité de la valvulopathie et l'exposition au streptocoque du groupe A.

- Toutefois les mesures de prophylaxie générale, en particulier la surveillance régulière de l'hygiène buccodentaire, demeurent indispensables (38).

- Règles hygiéno-diététiques : en l'absence d'insuffisance ventriculaire gauche, pas de régime sans sel. L'activité physique est maintenue tant qu'il n'existe pas de signes d'insuffisance cardiaque.

- Enfin, si certaines interventions médicamenteuses sont susceptibles de ralentir le retentissement de l'IA ou de la dilatation d'un anévrisme aortique, elles sont indissociables d'une surveillance clinique et échocardiographique rigoureuse afin de ne pas différer l'indication opératoire lorsque celle-ci devient nécessaire.

2. Traitement chirurgical :

- La chirurgie consiste en un RVA sous circulation extracorporelle (CEC) et protection myocardique, par une valve mécanique (nécessité d'un traitement anticoagulant à vie) ou par une bioprothèse (risque de dégénérescence).

- Le choix entre bioprothèse et valve mécanique est fonction d'une éventuelle contre-indication au traitement anticoagulant (risque hémorragique ; mauvaise observance), de l'âge du patient (valve mécanique avant 65 ans), de son espérance de vie et de son désir après l'avoir informé (39). Dans la mesure où les patients atteints d'IA sont souvent plus jeunes que ceux atteints d'un rétrécissement aortique, les prothèses mécaniques sont souvent privilégiées en l'absence de contre-indication (40).

- Une dilatation anévrismale de l'aorte ascendante, comme dans le syndrome de Marfan ou la maladie annuloectasiante, même si l'IA est modérée, peut justifier d'une intervention chirurgicale. Il s'agit d'un remplacement de l'aorte ascendante par un tube avec réimplantation des coronaires dans le tube, associé à un remplacement valvulaire aortique par prothèse (intervention de Bentall), ou avec conservation de la valve aortique native quand l'IA est liée à la seule dilatation de l'aorte (intervention de Tyron-David ou Yacoub ou Cabrol). Elle prévient une dissection aortique aiguë, complication particulièrement grave qui met en jeu le pronostic vital (41).

- Les réticences initialement suscitées par la complexité de ces techniques ne sont actuellement plus justifiées. À condition que ces techniques soient effectuées par des équipes expérimentées, la mortalité opératoire est faible et les résultats à long terme sont excellents (42).

- Lorsqu'il n'existe pas d'anévrisme de la racine de l'aorte ascendante, le traitement chirurgical de l'IA est généralement un remplacement valvulaire prothétique.

- Des techniques de plastie ont été décrites dans l'IA rhumatismale, utilisant des extensions péricardiques des sigmoïdes aortiques. L'expérience est limitée mais il pourrait s'agir d'une alternative aux bioprothèses chez certains patients jeunes.

- Lorsqu'il existe une bicuspidie associée à un anévrisme fusiforme de l'aorte ascendante, qui prédomine souvent dans la portion supra-coronaire, la technique est plus discutée.

- Lorsque le calibre de l'aorte est normal au niveau des sinus de Valsalva, il est possible d'associer un RVA à un remplacement partiel de l'aorte ascendante par un tube supra-coronaire, ce qui permet d'éviter une réimplantation des coronaires.

- La mise en évidence d'anomalies histologiques pariétales et du potentiel évolutif des anévrismes aortiques associés aux bicuspidies conduit certaines équipes à élargir les indications de remplacement total de l'aorte ascendante avec réimplantation des coronaires afin d'éviter tout risque d'évolutivité ultérieure au niveau des sinus de Valsalva.

- La chirurgie composite de remplacement de l'aorte ascendante utilise généralement des prothèses mécaniques afin d'éviter une réintervention ultérieure pour dégénérescence de bioprothèse. Si un substitut biologique est nécessaire en présence d'un anévrisme aortique, il est préférable de privilégier un remplacement du culot aortique à l'aide d'une homogreffe selon la technique du *miniroot (43)*.

- Les homogreffes sont toutefois exposées au risque de dégénérescence qui, comme pour les bioprothèses, est plus rapide chez le sujet jeune.

- L'autogreffe pulmonaire, ou intervention de Ross, consiste à remplacer la valve aortique par la propre valve pulmonaire du patient qui est elle-même remplacée par une homogreffe. La durabilité du substitut pulmonaire en position aortique est excellente. Cette intervention est surtout utilisée chez des patients très jeunes (<30 ans). Outre sa complexité, ses inconvénients sont le risque de sténose sur la voie pulmonaire et une longue durée de CEC qui doit la faire réserver aux patients à fonction ventriculaire gauche normale ou peu altérée (44).

Chirurgie conservatrice :

- La chirurgie conservatrice a connu un développement important durant la dernière décennie.

- Toutefois, dans l'IA rhumatismale, utilisant des extensions péricardiques des sigmoïdes aortiques la durabilité limitée de la plastie en diminue considérablement l'intérêt (45).

- En présence d'un anévrisme aortique avec une IA minime ou modérée sur valve tricuspide, les techniques décrites par Yacoub et David consistent en un remplacement de l'aorte ascendante par un tube prothétique avec réimplantation coronaire tout en préservant la valve aortique native. Ces techniques ont l'avantage d'éviter les complications inhérentes à la prothèse et elles donnent de bons résultats à moyen terme (46 ; 47).

- Elles nécessitent une expertise chirurgicale particulière et donnent surtout de bons résultats lorsque la fuite aortique est modérée et que les feuillets aortiques sont morphologiquement normaux.

- La dystrophie des tissus ne semble pas compromettre la qualité des résultats à long terme dans cette indication. Plus récemment ont été décrites des techniques de chirurgie conservatrice de l'IA s'appliquant aux feuillets valvulaires pouvant associer plicature, renforcement du bord libre par une suture en Gore-Tex® et utilisation de patchs péricardiques. Les techniques de conservation valvulaires peuvent également s'appliquer aux bicuspidies (42).

- Ces techniques de chirurgie conservatrice doivent être effectuées par des opérateurs entraînés et ne sont pas encore largement diffusées.

- Elles doivent être précédées par une analyse échocardiographique très soigneuse des diamètres aortiques et de la morphologie des feuillets valvulaires aortiques qui conditionnent en partie la faisabilité et la qualité de la réparation valvulaire. Un contrôle par échocardiographie transoesophagienne peropératoire est indispensable en cas de conservation de la valve aortique. L'évaluation des techniques de plastie complexe est encore limitée tant par le nombre de cas et que le recul limités, mais les bons résultats rapportés jusqu'à 10 ans dans des centres experts suscitent un intérêt croissant compte tenu de la prépondérance des étiologies dégénératives.

B. Indications :

1. Traitement médical :

Traitement vasodilatateur

- Peu de données sont disponibles. Les plus encourageantes concernent les IEC et la nifédipine. Dans une étude randomisée sans groupe placebo, comparant la digoxine à la nifédipine dans l'IA sévère chronique asymptomatique, celle-ci a un effet favorable sur les diamètres et la FE du VG, et permet de retarder l'heure de la chirurgie (36).

- Les IEC dans l'IA chronique semblent entraîner une diminution de la fraction de régurgitation, de la masse et des volumes du VG.

- Les vasodilatateurs ne sont recommandés qu'en cas d'IA volumineuse avec dilatation ventriculaire gauche n'atteignant pas les critères d'intervention et les données de la littérature privilégient les inhibiteurs calciques de la classe des dihydropyridines (48).

- En pratique, les vasodilatateurs (IEC ou dihydropyridine) ne sont pas recommandés en présence d'une IA modérée sans dysfonction du VG ni HTA associée et ne doivent pas aujourd'hui modifier les indications chirurgicales formelles des IA sévères.
Ils trouvent leur place :
    - pour retarder la chirurgie chez les patients asymptomatiques ayant une IA volumineuse dont le diamètre télésystolique est inférieur à 25 mm/m^2 et la FE du VG supérieure à 55 % ;
    - chez les patients symptomatiques et/ou avec dysfonction du VG qui ne peuvent être opérés en raison de comorbidités majeures,
    - et après RVA quand il persiste une dysfonction du VG.

Traitement β-bloquant

- Les bêtabloquants sont recommandés en cas de dilatation de l'aorte ascendante et ils doivent être systématiquement utilisés lorsqu'il s'agit d'une maladie de Marfan (utilisés quand l'IA n'est pas sévère pour prévenir la dissection aortique dans le syndrome de Marfan : ils ralentissent la progression du diamètre de la racine aortique et réduisent le risque de survenue d'événements cardiovasculaires (dissection, chirurgie...)).

- Ils sont également recommandés après la chirurgie pour prévenir les éventuelles récidives de dissection (37).

2. Traitement chirurgical :

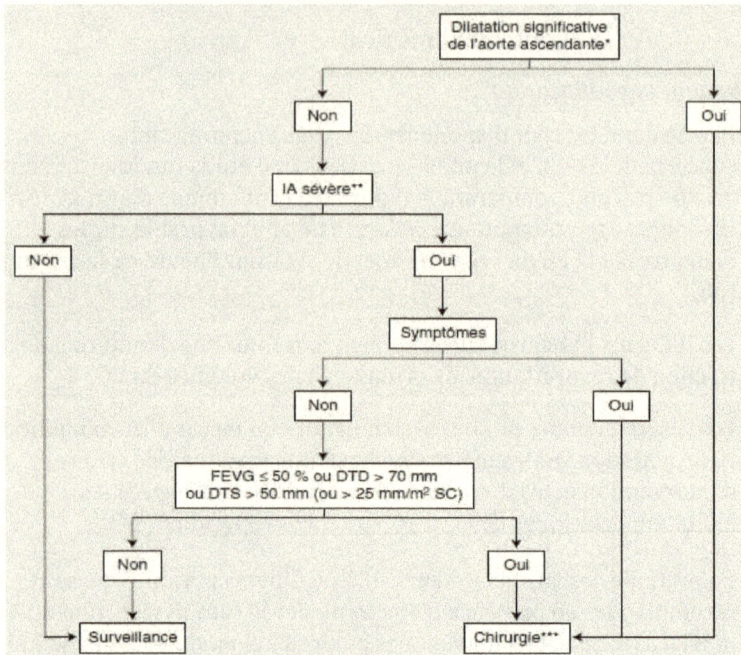

Figure 1 : prise en charge de l'IA (9)

* 50 mm en cas de syndrome de Marfan sans facteurs de risque, 45 mm en présence de facteurs de risque chez les porteurs de Marfan, 50 mm en cas de bicuspidie aortique avec des facteurs de risque et 55 mm pour tous les paients.

** IA sévère selon les critères sus-cités.

*** la chirurgie doit être également envisagée en cas de modifications significatives du VG ou de la taille de l'aorte durant le suivi.

Les indications opératoires sont basées sur le diamètre de l'aorte ascendante, la symptomatologie fonctionnelle et les dimensions et la FE du VG (**Figure1**). L'âge et les comorbidités sont des éléments essentiels à considérer. On n'hésitera pas à répéter un examen, en particulier l'échocardiographie ou la mesure de la FE isotopique du VG, avant de retenir une indication chirurgicale.

*Patients asymptomatiques avec IA chronique et fonction ventriculaire gauche initialement normale :

- La principale justification de l'intervention à un stade asymptomatique dans l'IA chronique est de prévenir la dysfonction ventriculaire gauche.
- Même les patients qui sont peu symptomatiques (classe II de la New York Heart Association [NYHA]), ou qui sont asymptomatiques avec une altération de la fonction systolique ventriculaire gauche, présentent un excès de mortalité comparativement à la population générale (49).

-L'indication opératoire doit donc être portée chez des patients asymptomatiques sur des critères de retentissement ventriculaire gauche :

➤ L'interprétation des indices de fonction systolique est cependant difficile en raison de leur dépendance des conditions de charge.

➤ Dans les recommandations de l'ESC, 2012 le critère principal d'intervention opératoire dans une **IA asymptomatique sévère** (Recommandation de classe I, B) est une FEVG inférieure ou égale à 50 % (50).

➤ Les critères de dilatation ventriculaire gauche reposent sur un plus faible niveau de preuves (classe IIa) : l'intervention est recommandée pour un diamètre télédiastolique ventriculaire gauche supérieur à 70 mm ou un diamètre télésystolique supérieur à 50 mm ou supérieur à 25 mm/m².

- Les différences de valeurs absolues entre les différentes recommandations sont minimes si l'on tient compte de la reproductibilité des examens échocardiographiques. Plus que la valeur absolue des seuils, il est nécessaire d'indexer ces valeurs à la surface corporelle et de comparer les examens successifs.

-L'autre justification de l'intervention dans **l'IA asymptomatique** est de prévenir les complications pariétales aortiques lorsqu'il existe un anévrisme de l'aorte ascendante :

➤ L'intervention est recommandée chez les patients devant être opérés de l'aorte ascendante et ce quelque soit la sévérité de l'IA (classe I, B).

➤ En cas de maladie de Marfan, la tendance actuelle est d'intervenir lorsque le diamètre maximal de l'aorte atteint 50 mm (classe I, C) (51).

*Patients avec IA chronique associée à des symptômes ou une dysfonction ventriculaire gauche :

➢ Bien qu'il existe un consensus en faveur d'indications opératoires précoces, il arrive que l'IA soit diagnostiquée seulement chez des patients symptomatiques, ce qui correspond souvent à la survenue d'une dysfonction ventriculaire gauche.

➢ La survenue de symptômes, même modérés, doit conduire à indiquer une intervention chirurgicale, même si les symptômes sont améliorés sous traitement médical, ce qui est fréquent dans l'IA (52).

➢ En cas d'IA sévère, la survenue de symptômes est cotée I, B dans les recommandations européennes et nord-américaines.

➢ La survie et les résultats fonctionnels à long terme sont moins bons que chez les patients opérés à un stade asymptomatique mais l'intervention chirurgicale demeure justifiée en présence d'une IA sévère symptomatique.

➢ La mortalité opératoire est faible, tout au moins lorsque la FEVG est supérieure à 35 %, il existe une amélioration des symptômes et souvent de la FEVG (53).

➢ Des publications récentes ont montré que la survie tardive des patients opérés d'une IA avec dysfonction ventriculaire gauche sévère s'était améliorée au cours du temps et qu'elle était nettement supérieure à la survie des patients traités médicalement.

➢ La chirurgie de remplacement valvulaire aortique est donc le traitement recommandé en première intention en cas d'IA compliquée d'une dysfonction ventriculaire gauche sévère (FEVG < 35 %).

➢ La transplantation cardiaque ou l'indication d'un traitement médical seul peuvent être envisagés au cas par cas.

➢ Que les patients soient opérés ou non, l'existence d'une IA sévère associée à une dysfonction ventriculaire gauche doit conduire à appliquer les traitements recommandés dans l'insuffisance cardiaque avec dysfonction systolique.

➢ Le choix de la procédure chirurgicale est adapté à l'expérience de l'équipe, la présence d'un anévrysme de la racine, les caractéristiques des patients, l'espérance de vie et l'état de l'anticoagulation désiré.

RECAPUTILATIF – INDICATIONS OPÉRATOIRES DANS LES IA CHRONIQUES ESC 2012

Patients asymptomatiques

Indications formelles : classe I

– IA sévère avec dysfonction du VG : FE ≤ 50 %.

– IA sévère avec indication à un PAC ou d'une chirurgie de l'aorte ascendante ou d'une intervention sur une autre valve.

– IA + dilatation de l'aorte ascendante (diamètre maximal ≥50 mm) chez les patients présentant un syndrome de Marfan.

Indications admises : IIa

– IA sévère avec dilatation importante du VG (DTD du VG > 70 mm ou DTS > 50 mm ou DTS > 25mm/m^2) avec une FE > 50%.

– IA du syndrome de Marfan avec dilatation de l'aorte ascendante (diamètre maximal ≥ 45 mm) surtout si progression rapide de ce diamètre au cours du suivi (>2mm/an dans les examens répétés en utilisant la même technique et confirmé par une autre technique) et/ou antécédents familiaux de dissection aortique, IA ou IM sévères ou désir de grossesse.

– IA de la bicuspidie aortique avec dilatation de l'aorte ascendante (diamètre maximal ≥ 50 mm) surtout si coarctation de l'aorte, HTA, antécédents familiaux de dissection aortique ou progression rapide du diamètre de l'aorte au cours du suivi (>2mm/an dans les examens répétés en utilisant la même technique et confirmé par une autre technique).

– IA avec diamètre de l'aorte ascendante ≥55 mm pour les autres patients.

Rq : Une arythmie ventriculaire complexe, surtout si elle s'aggrave à l'effort, est aussi un élément qui incite à proposer la chirurgie, bien que nous ne disposions que de peu de données sur la relation mort subite-hyperexcitabilité ventriculaire dans l'IA.

Par contre, une IA asymptomatique, sévère ou modérée, sans dysfonction importante du VG (DTS inférieur à 25 mm/m^2, pas de diminution de la FEVG) et sans dilatation anévrismale de l'aorte ascendante ne justifie qu'une surveillance médicale périodique, avec prévention de l'EI (54).

Patients symptomatiques

Indication formelle, classe I

En l'absence de comorbidité menaçant la survie à court terme ou majorant considérablement le risque opératoire, l'indication opératoire est à retenir en présence d'une IA volumineuse symptomatique. Le bénéfice de la chirurgie dans ce groupe de patients n'est plus à démontrer. Même chez les patients en classe fonctionnelle IV de la NYHA et dont la FEVG est inférieure à 25 %, le RVA associé à un traitement médical est globalement justifié au prix d'un risque fortement accru, et l'on observe le plus souvent une amélioration fonctionnelle qui peut durer plusieurs années.

Indication discutée

L'indication opératoire valvulaire reste discutée en présence d'une IA de sévérité moyenne avec indication d'un geste associé de chirurgie cardiaque (ex : pontage coronaire).

Modalités du suivi

Lorsque les critères d'intervention ne sont pas atteints, la surveillance clinique et échocardiographique doit être effectuée comme suite :

- En cas d'IA légère ou modérée examen clinque tous les ans et ETT tous les 2 ans.
- En cas d'IA sévère avec FEVG conservée : suivi à 6 mois après l'examen initial, si dilatation VG (diamètre télédiastolique > 60 mm) et/ou altération significatives de la FEVG ou si elles s'approchent du seuil opératoire maintenir le suivi tous les 6 mois sinon le suivi est réalisé annuellement sans omettre la mesure de l'aorte ascendante.
- En cas de dilatation de l'aorte ascendante inférieure à 50 mm, la surveillance doit être annuelle.
- La périodicité des examens doit être plus rapprochée à proximité des seuils d'intervention.

Un des intérêts de la surveillance clinique est de s'assurer que les patients demeurent asymptomatiques et le recours à des épreuves d'effort est recommandé lorsque l'interrogatoire est équivoque.

Ce point est particulièrement important dans l'IA chronique car l'évolution est lente et les patients peuvent s'adapter à une diminution progressive de leur capacité fonctionnelle.

IX. Pronostic (55) :

Comme pour les autres cardiopathies valvulaires, l'évaluation comparative de l'histoire naturelle de l'IA et de son pronostic après traitement chirurgical est à la base de l'élaboration des recommandations concernant les indications thérapeutiques.

L'IA chronique évolue le plus souvent lentement et reste longtemps asymptomatique et de bon pronostic. Le pronostic de l'IA s'assombrit dès qu'apparaissent les symptômes : la survie est inférieure à :

- • 5 ans en cas d'angor ;
- • 3 ans en cas d'insuffisance cardiaque.

La mortalité hospitalière est de 2 à 6%. À distance, la survie actuarielle est de 65% à 10 ans.

De plus, 90 % des insuffisances aortiques asymptomatiques opérées sont en vie à 8 ans.

X.   Cas particuliers :

A. Endocardite infectieuse (56)

L'EI est une forme particulièrement grave de l'IA aiguë car les mutilations valvulaires peuvent entraîner une régurgitation volumineuse d'apparition rapide et, à la gravité du tableau hémodynamique, s'ajoute le contexte infectieux.

Une endocardite compliquée d'une IA volumineuse est une indication consensuelle d'intervention chirurgicale en urgence en phase aiguë d'endocardite. L'indication opératoire doit être portée sur le volume de la régurgitation et il ne faut pas attendre les signes de mauvaise tolérance hémodynamique qui accroissent le risque opératoire.

L'évaluation échocardiographique préopératoire des lésions doit être soigneuse car, en cas d'abcès de l'anneau aortique, l'utilisation d'une homogreffe est privilégiée par rapport au remplacement valvulaire prothétique.

B. Grossesse

La surcharge volumétrique de la régurgitation aortique est généralement bien tolérée pendant la grossesse, sauf en cas de dysfonction ventriculaire gauche sévère. Même en cas de décompensation cardiaque, il faut laisser la grossesse se dérouler sous traitement médical afin d'éviter un RVA durant la grossesse, qui comporte un risque élevé pour le fœtus. En cas de maladie de Marfan, la grossesse comporte un risque d'aggravation de la dilatation de l'aorte et de complications pariétales, ce qui conduit à contre indiquer la grossesse en cas de dilatation de l'aorte ascendante supérieure à 40 mm (57).

C. Insuffisance aortique des hypertendus

Une IA minime est fréquemment présente chez les hypertendus et son potentiel évolutif semble minime.

Lorsque la régurgitation est plus sévère, la quantification doit être soigneuse et il faudra confronter plusieurs techniques d'échocardiographie quantitative.

En effet, la modification des conditions de charge et de la compliance artérielle peut conduire à surestimer la régurgitation aortique sur des critères comme l'extension du jet ou le signal doppler dans l'aorte thoracique. L'analyse du mécanisme de la régurgitation est également important, car il est rare que le simple épaississement des sigmoïdes aortiques, fréquent chez l'hypertendu, soit à l'origine de régurgitations volumineuses. En cas de doute, il faut procéder à une réévaluation de l'IA et de la fonction ventriculaire gauche après le contrôle des chiffres tensionnels.

Conclusion :

Place de choix de l'écho-doppler pour établir le *diagnostic positif, le diagnostic de gravite et le diagnostic étiologique.*

Face à une IA chronique asymptomatique il faut envisager une surveillance régulière et méticuleuse des volumes cavitaires, et de la fonction ventriculaire gauche afin de poser l'indication opératoire au bon moment.

Références :

1. Iung B, Baron G, Butchart EG, Delahaye F, Gohlke-Bärwolf C ,Levang OW, et al. A prospective survey of patients, with valvular heart disease in Europe:the Euro Heart Survey on valvular heart disease. Eur Heart J 2003;24:1231–1243.
2. C. Latrémouille, F. Lintz; Anatomie du cœur .EMC 2005 ; 11-001-A-10.
3. Rosenquist GC, Clark EB, Sweeney LJ, McAllister HA. The normal spectrum of mitral and aortic valve discontinuity. Circulation 1976; 54:298-301.
4. Henry E, Courbier R, Rochu P. La valvule tricuspide : l'appareil sousvalvulaire: les cavités cardiaques, introduction anatomique à la chirurgie intracardiaque. Paris: Masson; 1959 :10–20.
5. deWaroux JB, PouleurAC, Goffinet C, Vancraeynest D, Van Dyck M, RobertAet al. Functional anatomy of aortic regurgitation: accuracy, prediction of surgical repairability, and outcome implications of transesophageal echocardiography. Circulation 2007; 116: 264–9.
6. Carpentier A, Chauvaud S, Fabiani JN, Deloche A, Relland J, Lessana A et al. Reconstructive surgery of mitral valve incompetence: ten-year appraisal. J Thorac Cardiovasc Surg 1980; 79: 338–48.
7. El Khoury G, Glineur D, Rubay J, Verhelst R, d'Acoz Y, Poncelet A, Astarci P, Noirhomme P, Van Dyck M. Functional classification of aortic root/valve abnormalities and their correlation with etiologies and surgical procedures. Curr Opin Cardiol 2005; 20: 115-121.
8. A. Pasquet, D. Vancraeynest, J.L. Vanoverschelde. La classification des fuites aortiques fonctionnelles :Analyse échographique, bilan préopératoire/peropératoire. ÉCHOCardiographie - N°30 - Septembre-Octobre 2012.
9. B. Iung , A. Vahanian; Insuffisance aortique pure de l'adulte. EMC-Cardiol Angéiol 2011 ; 11-011-A-10.
10. Anderson RH. Clinical anatomy of the aortic root. Heart 2000; 84:670–673.
11. Dean JC. Management of Marfan syndrome. Heart 2002; 88: 97–103.
12. Marsalese DL, Moodie DS, Vacante M, Lytle BW, Gill CC, Sterba R, et al. Marfan's syndrome: Natural history and long-term follow-up of cardiovascular involvement. J Am Coll Cardiol 1989;14:422–428.
13. Iung B, Baron G, Butchart EG, Delahaye F, Gohlke-Bärwolf C, Levang OW, et al. A prospective survey of patients with valvular heart disease in Europe: the Euro Heart Survey on valvular heart disease. Eur Heart J 2003;24: 1231–1243.

14.	Rizvi SF, Khan MA, Kundi A, Marsh DR, Samad A, Pasha O. Current status of rheumatic heart diseases in rural Pakistan. Heart 2004;90:394–395.

15.	Hahn RT, Roman MJ, Mogtader AH, Devereux RB. Association of aortic dilatation with regurgitant, stenotic and functionaly normal bicuspid aortic valves. J Am Coll Cardiol 1992;19:283–288.

16.	Keane MG, Wiegers SE, Plappert T, Pochettino A, Bavaria JE, St. John Sutton MG. Bicuspid aortic valves are associated with aortic dilatation out of proportion to coexistent valvular lesions. Circulation 2000;102(supplIII): III35–III39.

17.	Gilbert Habib, Bruno Hoen et al. Guidelines on the prevention, diagnosis, and treatment of infective endocarditis (new version 2009). European Heart Journal 2009; 30, 2369–2413.

18.	Chand EM, Freant LJ, Rubin JW. Aortic valve rheumatoid nodules producing clinical aortic regurgitation and a review of the literature. Cardiovasc Pathol 1999; 8:333–338.

19.	Roldan CA, Chavez J, Wiest PW, Qualls CR, Crawford MH. Aortic root disease and valve disease associated with ankylosingsondylitis. J Am Coll Cardiol 1998;32:1397–1404.

20.	Erbel R, Alfonso F, Boileau C, Dirsch O, Eber B, Haverich A, et al. Diagnosis and management of aortic dissection. Recommendations of the Task Force on aortic dissection, European Society of Cardiology. Eur Heart J 2001;22: 1852–1923.

21.	Hull MC, Morris CG, Pepine CJ, Mendenhall NP. Valvular dysfunction and carotid, subclavian, and coronary artery disease in survivors of Hodgkin lymphoma treated with radiation therapy. JAMA 2003; 290:2831–2837.

22.	Redfield MM, Nicholson WJ, Edwards WD, Tajik AJ. Valve disease associated with ergot alkaloid use. Echocardiographic and pathologic correlations. Ann Intern Med 1992; 117:50–52.

23.	Carabello BA, Crawford FA. Valvular heart disease. N Engl J Med 1997;337:32–41.

24.	Taniguchi K, Nakano S, Kawashima Y, Sakai K, Kawamoto T, Sakaki S, et al. Left ventricular ejection performance, wall stress, and contractile state in aortic regurgitation before and after aortic valve replacement. Circulation 1990;82:798–807.

25.	Patrizio Lancellotti, Christophe Tribouilloy	et	al. Recommendations for the echocardiographic assessment of native valvular regurgitation: an executive summary from the European Association of Cardiovascular Imaging. European Heart Journal – Cardiovascular Imaging (2013) 14, 611–644.

26.   Muraru D, Badano LP, Vannan M, Iliceto S. Assessment of aortic valve complex by three-dimensional echocardiography: a framework for its effective application in clinical practice. Eur Heart J Cardiovasc Imaging 2012;13:541–55.

27.   Iung B, Gohlke-Bärwolf C, Tornos P, Tribouilloy C, Hall R, Butchart E, et al., on behalf of the Working Group on Valvular Heart Disease. Recommendations on the management of the asymptomatic patient with valvular heart disease. Eur Heart J 2002:1253–1266. Eur Heart J 2002:1253–1266.

28.   Fang L, Hsiung MC, Miller AP, Nanda NC, Yin WH, Young MS et al. Assessment of aortic regurgitation by live three-dimensional transthoracic echocardiographic measurements of vena contracta area: usefulness and validation. Echocardiography 2005; 22:775–81.

29.   Tribouilloy CM, Enriquez-Sarano M, Fett SL, Bailey KR, Seward JB, Tajik AJ. Application of the proximal flow convergence method to calculate the effective regurgitant orifice area in aortic regurgitation. J Am Coll Cardiol 1998;32:1032–9.

30.   Pouleur AC, deWaroux JB, Goffinet C, Vancraeynest D, Pasquet A, Gerber BL et al. Accuracy of the flow convergence method for quantification of aortic regurgitation in patients with central versus eccentric jets. Am J Cardiol 2008;102:475–80.

31.   ZoghbiWA, Enriquez-Sarano M, Foster E, Grayburn PA, Kraft CD, Levine RA et al. Recommendations for evaluation of the severity of native valvular regurgitation with two-dimensional and Doppler echocardiography. J Am Soc Echo 2003;16:777–802.

32.   Samstad SO, Hegrenaes L, Skjaerpe T, Hatle L. Half time of the diastolic aortoventricular pressure difference by continuous wave Doppler ultrasound: a measure of the severity of AR?. Br Heart J 1989;61:336–43.

33.   Dujardin K, Enriquez-Sarano M, Schaff H, Bailey K, Seward J, Tajik A. Mortality and morbidity of severe aortic regurgitation in clinical practice: a long-term follow up study. Circulation 1999;99:1851–1857.

34.   Lin M, Chiang HT, Lin SL, Chang MS, Chiang BN, Kuo HW, et al. Vasodilator therapy in chronic asymptomatic aortic regurgitation: enalapril versus hydralazine therapy. J Am Coll Cardiol 1994;24:1046–1053.

35.   Sondergaard L, Aldershvile J, Hildebrandt P, Kelbaek H, Stahlberg F, Thomsen C. Vasodilatation with felodipine in chronic asymptomatic aortic regurgitation. Am Heart J 2000;139:667–674.

36.   Scognamiglio R, Rahimtoola SH, Fasoli G, Nistri S, Dalla Volta S. Nifedipine in asymptomatic patients with severe aortic regurgitation and normal left ventricular function. N Engl J Med 1994;331:689–694.

37.   Shores J, Berger KR, Murphy EA, Pyeritz RE. Progression of aortic dilatation and the benefit of long-term b-adrenergic blockade in Marfan's syndrome. N Engl J Med 1994;330.

38.   Prophylaxis of infective endocarditis. Revision of the March 1992 French consensus conference. French Recommendations 2002. Méd Mal Infect 2002;32:587–595.

39.   Iung B, Baron G, Butchart EG, Delahaye F, Gohlke-Bärwolf C, Levang OW, et al. A prospective survey of patients with valvular heart disease in Europe: the Euro Heart Survey on valvular heart disease. Eur Heart J 2003;24:1231–1243.

40.   Treasure T. Cardiovascular surgery for Marfan syndrome. Heart 2000;84:674–678.

41.   Gott VL, Greene PS, Alejo DE, Cameron DE, Naftel DC, Miller DC, et al. Replacement of the aortic root in patients with Marfan syndrome. N Engl J Med 1999;340:1307–1313.

42.   Tapia M, Brizard C, Fremont D, Luxereau P, Delarrat M, Deloche A, et al. Chirurgie conservatrice pour insuffisance aortique rhumatismale. Arch Mal Coeur 1997;90: 1611–1614.

43.   Takkenberg JJ, van Herwerden LA, Eijkemans MJ, Bekkers JA, Bogers AJ. Evolution of allograft aortic valve replacement over 13 years: results of 275 procedures. Eur J Cardiothorac Surg 2002;21:683–691.

44.   Chambers JC, Somerville J, Stone S, Ross DN. Pulmonary autograft procedure for aortic valve disease: long-term results of the pioneer series. Circulation 1997;96:2206–2214.

45.   Tapia M, Brizard C, Fremont D, Luxereau P, Delarrat M, Deloche A, et al. Chirurgie conservatrice pour insuffisance aortique rhumatismale. Arch Mal Coeur 1997;90:1611–1614.

46.   Birks EJ, Webb C, Child A, Radley-Smith R, Yacoub MH. Early and long-term results of a valve-sparing operation for Marfan syndrome. Circulation 1999;100(supplII):II29–II35.

47.   David TE, Feindel CM, Bos J. Repair of the aortic valve in patients with aortic insufficiency and aortic root aneurysm. J Thorac Cardiovasc Surg 1995;109:345–352.

48.   Boon NA, Bloomfield P. The medical management of valvar heart disease. Heart 2002;87:395–400.

49.   Dujardin K, Enriquez-Sarano M, Schaff H, Bailey K, Seward J, Tajik A. Mortality and morbidity of severe aortic regurgitation in

clinical practice: a long-term follow up study. Circulation 1999;99:1851–1857.

50.   Alec Vahanian, Ottavio Alfieri et al. Guidelines on the management of valvular heart disease (version 2012); European Heart Journal (2012) 33, 2451–2496.

51.   Treasure T. Cardiovascular surgery for Marfan syndrome. Heart 2000;84:674–678.

52.   Dujardin K, Enriquez-Sarano M, Schaff H, Bailey K, Seward J, Tajik A. Mortality and morbidity of severe aortic regurgitation in clinical practice: a long-term follow up study. Circulation 1999;99:1851–1857.

53.   M. Aithoussa, Y. Moutakiallah, A. Abdoua, M. Bamousa, F. Nyaa, N. Atmani, A. Seghrouchni, C. Selkane, B. Amahzoune, F.A. Wahid, Y. Elbekkali, M. Drissi, N. Berrada, H. Azendour, A. Boulahya. Chirurgie de l'insuffisance aortique avec dysfonction ventriculaire gauche. Ann de Cardiol Angéiol 2013 ; 62 :101–107.

54.   Roman MJ, Rosen SE, Kramer-Fox R, Devereux RB. Prognostic significance of the pattern of aortic root dilation in the Marfan syndrome. J Am Coll Cardiol 1993;22:1470–1476.

55.   Kvidal P, Bergström R, Hörte LG, Stähle E. Observed and relative survival after aortic valve replacement. J Am Coll Cardiol 2000;35:747–756.

56.   Oakley CM, Hall RJC. Endocarditis: problems-patients treated for endocarditis and not doing well. Heart 2001; 85:470–474.

57.   Oakley C, Child A, Iung B, Presbitero P, Tornos P, for the Task Force on the Management of cardiovascular diseases during pregnancy of the European Society of Cardiology. Expert consensus document on management of cardiovascular diseases during pregnancy. Eur Heart J 2003;24: 761–781.

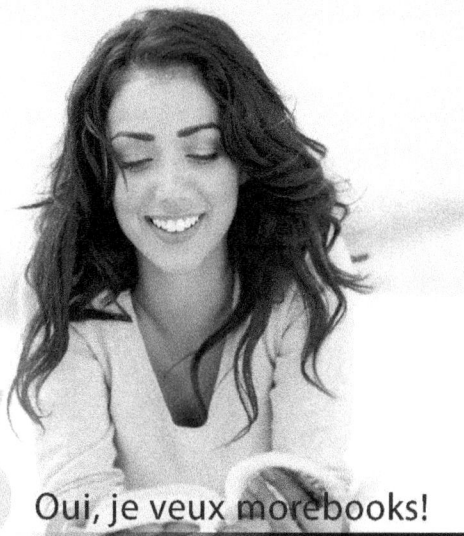

www.ingramcontent.com/pod-product-compliance
Lightning Source LLC
Chambersburg PA
CBHW021609210326
41599CB00010B/671